Vitamine
Mineralstoffe
Spurenelemente

Vitamine Mineralstoffe Spurenelemente

Dr. Angela Bechthold

Stiftung Warentest

Inhaltsverzeichnis

Abkürzungsverzeichnis

BfR = Bundesinstitut für Risikobewertung
DGE = Deutsche Gesellschaft für Ernährung e. V.
dl = Deziliter
EFSA = Europäische Behörde für Lebensmittelsicherheit
g = Gramm
IE = Internationale Einheiten
i. Tr. = in der Trockenmasse
µg = Mikrogramm
mg = Milligramm
ml = Milliliter
µg/l = Mikrogramm pro Liter
µmol/l = Mikromol pro Liter
mmol/l = Millimol pro Liter
ng/ml = Nanogramm pro Milliliter
nmol/l = Nanomol pro Liter
pmol = Picomol
ppm = Parts per Million (Anteil pro 1 Million Teile)

Die Mikronährstoffe

Was sind Vitamine, Mineralstoffe und Spurenelemente?

Sie wirken Tag für Tag im Verborgenen. Sie sind unentbehrlich, damit alle Zellen und Organe unseres Körpers reibungslos funktionieren. Vom Aufbau der Knochen über die Stärkung des Immunsystems und der Psyche bis hin zur feinsten Regulation einzelner Stoffwechselvorgänge wirken sie vielfältig und weitreichend. Sie sind damit die winzigen Stars unseres Wohlbefindens und unserer Gesundheit – und deshalb trotz ihres Familiennamens „Mikronährstoffe" von großer Bedeutung: Vitamine, Mineralstoffe und Spurenelemente.

Der Informationsdschungel unserer Zeit ist voll von alten, mitunter hartnäckigen Mythen, irreführenden Trends und hochtrabenden Versprechungen rund um die Mikronährstoffe. Wir lassen aber dieses undurchschaubare Dickicht hinter uns und begeben uns auf den Weg zu den derzeit bekannten wissenschaftlich fundierten Fakten. Wie viel Zink und Vitamin C brauchen wir, um Erkältungen vorzubeugen? Wer braucht Vitamin-D-Tabletten? Woher kommt das notwendige Eisen, wenn man kein Fleisch isst? Antworten auf diese und viele weitere Fragen finden Sie in diesem Ratgeber. Er hilft Ihnen zu verstehen, warum Vitamine und Co so wichtig für Ihren Stoffwechsel und Ihre Gesundheit sind. Und wie Sie sich ausreichend damit versorgen. Sie lernen, zwischen Falschmeldungen und Fakten zu unterscheiden, um informierte Entscheidungen treffen zu können. Das neue Wissen können Sie im Alltag sinnvoll einsetzen.

Lebensnotwendige Nährstoffe

Vitamine, Mineralstoffe und Spurenelemente sind lebensnotwendige Stoffe. Fachleute sprechen auch von „essenziellen Nährstoffen". Das bedeutet, dass der menschliche Körper sie für seine Funktionen braucht, sie aber nicht selbst herstellen kann. Wir müssen diese Stoffe also mit den Lebensmitteln aufnehmen, die wir tagtäglich essen und trinken. Von anderen Nährstoffen – den Makronährstoffen Kohlenhydrate, Proteine (Eiweiß) und Fette – brauchen wir größere Mengen, um satt zu werden und wichtige Bausteine wie Aminosäuren und Fettsäuren sowie Energie daraus zu gewinnen. Mikronährstoffe benötigen wir hingegen nur in vergleichsweise geringen Mengen, und sie liefern keine Energie.

Während wir von den Makronährstoffen relativ große Mengen brauchen (von Protein zum Beispiel rund 50 Gramm pro Tag), reichen von den Mikronährstoffen **kleinere bis kleinste Mengen** aus. Die Mengen bewegen sich im Bereich von Milligramm (ein Tausendstel Gramm oder 0,001 Gramm) bis Mikrogramm (ein Tausendstel Milligramm oder 0,000001 Gramm). Das sind Dimensionen, die zu klein sind, als dass die Küchenwaage sie noch erfassen könnte.

Das Team der Mikronährstoffe ist eine bunte Truppe ganz unterschiedlicher Substanzen: Vitamine sind größere Moleküle aus Verbindungen zwischen verschiedenen Teilchen, die entweder in Fett oder in Wasser löslich sind. Mineralstoffe und Spurenelemente sind jeweils einzelne Teilchen, die sich mit anderen Elementen verbinden können. Die Mineralstoffe, auch Mengenelemente genannt, kommen im menschlichen Körper in größeren Mengen vor, die Spurenelemente nur in Spuren.

In der Tabelle rechts sind die lebensnotwendigen Mikronährstoffe genannt, für die die Deutsche Gesellschaft für Ernährung (DGE) angemessene Zufuhrmengen (Referenzwerte für die Nährstoffzufuhr) ausspricht, weil sowohl ihre Funktionen für unseren Körper als auch Mangelsymptome nachgewiesen sind.

Schwefel ist ebenfalls ein wichtiger Mineralstoff für den Körper. Er taucht jedoch nicht in der Tabelle auf, weil der Mensch seinen Bedarf an Schwefel über die mit der Nahrung aufgenommenen schwefelhaltigen Aminosäuren (Cystin, Cystein, Methionin) deckt und daher kein gesonderter Referenzwert existiert.

Auch weitere Spurenelemente wie Kobalt und Nickel sind Teil lebensnotwendiger Verbindungen in unserem Körper. Und es gibt sogenannte Ultraspurenelemente wie Silicium und Brom, die sich im Tierversuch als le-

Das Team der Mikronährstoffe – winzige, aber lebensnotwendige Stoffe

VITAMINE	**fettlösliche Vitamine**	♦ Vitamin E (Tocopherole) ♦ Vitamin D (Calciferole) ♦ Vitamin K (Phyllochinon, Menachinon) ♦ Vitamin A (Retionol)	**leicht gemerkt: EDeKA**
	wasserlösliche Vitamine	♦ Vitamin B_1 (Thiamin) ♦ Vitamin B_2 (Riboflavin) ♦ Niacin ♦ Vitamin B_6 ♦ Folat (Folsäure) ♦ Pantothensäure ♦ Biotin ♦ Vitamin B_{12} (Cobalamine) ♦ Vitamin C (Ascorbinsäure)	
MINERALSTOFFE	**Mengenelemente**	♦ Natrium ♦ Chlorid ♦ Kalium ♦ Calcium ♦ Phosphor ♦ Magnesium	
SPURENELE-MENTE		♦ Eisen ♦ Jod ♦ Fluorid ♦ Zink ♦ Selen ♦ Molybdän ♦ Kupfer, Mangan, Chrom	

bensnotwendig erwiesen haben, ohne dass ihre spezifischen Funktionen bekannt sind. Offenbar ist der Bedarf an diesen Spurenelementen beziehungsweise Ultraspurenelementen so gering und ihr Vorkommen so weit verbreitet, dass Tier und Mensch mit der Nahrung eine dem Bedarf entsprechende Menge aufnehmen.

Und dann gibt es noch vitaminähnliche Substanzen wie Cholin, die wichtige Aufgaben im Körper haben. Ob sie essenziell sind, diskutiert die Wissenschaft bis heute kontrovers. Denn Cholin kann vom Körper selbst gebildet werden – das gilt aber nach heutigem Kenntnisstand auch für Vitamin A, Vitamin D und Niacin, die im menschlichen Körper aus Vorstufen entstehen. So geben manche internationale Fachgesellschaften angemessene Zufuhrmengen für Cholin an, die Deutsche Gesellschaft für Ernährung bisher nicht. Die Referenzwerte für die Nährstoffzufuhr der DGE werden gegenwärtig überarbeitet. Ob ein Referenzwert für Cholin abgeleitet wird, diskutieren die Fachleute dort noch. Denn die verfügbare Datenbasis ist lückenhaft, so fehlen etwa verlässliche Daten dazu, wie viel Cholin die Ernährung liefert und wie ein adäquater Cholinstatus beurteilt werden kann.

i Sowohl länderübergreifende Institutionen wie die Europäische Behörde für Lebensmittelsicherheit (EFSA) als auch nationale **Fachgesellschaften veröffentlichen Referenzwerte** für die Nährstoffzufuhr. Obwohl ihr methodisches Vorgehen im Wesentlichen identisch ist, können sich die Werte aufgrund nationaler oder regionaler Besonderheiten wie etwa einer schlechten Versorgungslage unterscheiden. In diesem Ratgeber finden Sie die Referenzwerte der Deutschen Gesellschaft für Ernährung (DGE) als der für Deutschland zuständigen Ernährungsfachgesellschaft.

Teamwork für die Gesundheit

In den Porträts dieses Ratgebers lernen Sie die einzelnen Mikronährstoffe mit ihren individuellen Funktionen und Besonderheiten näher kennen. Dabei könnte womöglich der falsche Eindruck entstehen, dass die einzelnen Nährstoffe getrennt voneinander wirken. Dem ist nicht so. Sie sind Teamplayer und arbeiten eng zusammen. Jeder Mikronährstoff ist, oft in Kombination mit einem oder mehreren anderen, für verschiedene Schritte im Stoffwechsel des Körpers verantwortlich. So wirken die Vitamine, Mineralstoffe und Spurenelemente auf verschiedenen Ebenen zusammen, um etwa ein funktionstüchtiges Immunsystem zu gewährleisten. Für den Stoffwechsel und die Gesundheit ist also das ganze Team wichtig. Deshalb ist eine bunte, ausgewogene Ernährung so entscheidend. Denn: Sie liefert nicht nur die meisten Mikronährstoffe in ausreichender Menge, sondern auch andere gesundheitsfördernde Mitspieler wie Ballaststoffe und sekundäre Pflanzenstoffe.

Wie viel darf es sein?

In den Porträts finden Sie zu jedem Nährstoff die schon erwähnten Referenzwerte für die Nährstoffzufuhr, welche die DGE herausgegeben hat. Für die Ermittlung dieser Werte folgt ein Gremium aus Fachleuten dem international üblichen Vorgehen, bei dem es – je nach wissenschaftlicher Datenlage und physiologischer Bedeutung des Nährstoffs – entweder eine „empfohlene Zufuhr", einen „Schätzwert" oder einen „Richtwert" als Referenzwert ableitet: Für eine „empfohlene Zufuhr" muss der durchschnittliche Nährstoffbedarf, etwa zur Vermeidung von Mangelkrankheiten oder um bestimmte Blutwerte zu erreichen, aus Experimenten an Menschen bekannt sein. Er berücksichtigt bereits, wie gut der Körper den Nährstoff aufnehmen kann (die Bioverfügbarkeit) und wird um Sicherheitszuschläge erhöht, sodass die resultierende „empfohlene Zufuhr" für möglichst alle Menschen bedarfsdeckend ist. Leider können Forschende den durchschnittlichen Bedarf nicht immer genau genug feststellen. Dann gibt es die „Schätzwerte", die meist auf der bei der gesunden Bevölkerung beobachteten Zufuhr beruhen. „Richtwerte" gibt es, wenn es gar keine Hinweise auf den durchschnittlichen Bedarf gibt und Werte innerhalb bestimmter Grenzen als physiologisch sinnvoll gelten, wie etwa bei Fluorid. Unabhängig von der Datenbasis dienen letztlich alle drei Arten von Referenzwerten als Orientierungshilfe für die Praxis.

Dabei gibt es nicht nur einen Wert pro Nährstoff, sondern unterschiedlich hohe Werte, die sich nach dem unterschiedlich hohen Bedarf in den verschiedenen Lebensphasen und nach den biologischen Geschlechtern richten. Die mit den Referenzwerten bezifferten Mengen reichen aus, um Körperreserven anzulegen und die Gesundheit auch über das Verhindern von Mangelkrankheiten hinaus zu fördern sowie Überdosierungen zu vermeiden. Damit Sie die Referenzwerte richtig nutzen können, ist wichtig zu wissen: Obwohl es sich bei den Referenzwerten für die Nährstoffe um Mengenangaben pro Tag handelt, die an Dosisangaben bei Medikamenten erinnern könnten, sind sie damit grundsätzlich nicht vergleichbar.

Orientieren statt strikt dosieren

Die Referenzwerte basieren auf durchschnittlichen oder geschätzten Werten zum Bedarf am jeweiligen Nährstoff und beinhalten Sicherheitszuschläge. Daher dienen sie „nur" als Anhaltspunkt und geben Ihnen eine Orientierung. Es ist jedoch wichtig zu beachten, dass sie den individuellen Nährstoffbedarf nicht hundertprozentig abbilden können, sodass ein haargenaues Rechnen mit den Werten nicht sinnvoll ist.

Nimmt ein Mensch eine geringere als die laut Referenzwert angemessene Menge auf, bedeutet das nicht zwangsläufig, dass er einen Mangel hat. Zum Beispiel, weil unser Körper auch Reserven angelegt hat. Oder weil er die Aufnahme im Darm und die Ausscheidung etwa über den Urin sowie seinen Stoffwechsel fein reguliert und anpasst, um vorübergehende Defizite – oder vorübergehende Überschüsse – auszugleichen. Aber natürlich steigt bei einer zu geringen Zufuhr auf Dauer das Risiko, unterversorgt zu sein.

i Die Referenzwerte für die Nährstoffzufuhr sind **keine strikten Dosisangaben.** Sie müssen und können die Werte nicht an jedem einzelnen Tag und auch nicht anteilig durch eine einzelne Mahlzeit erreichen. Orientieren Sie sich an den Werten dahingehend, welche Mengen der Nährstoffe Sie im Schnitt, etwa pro Woche, erreichen sollten, um ausreichend versorgt zu sein. Sie können sie auch nutzen, um beispielsweise den Nährstoffgehalt eines Lebensmittels oder Nahrungsergänzungsmittels einzuordnen.

Wichtig ist auch, dass die Referenzwerte für gesunde Menschen gelten. Sie gelten nicht für:

- erkrankte Menschen und Menschen im Genesungsprozess,
- Menschen, bei denen bereits ein Mangel und entleerte Körperspeicher vorliegen (eine Ausnahme: Jod),
- Menschen mit dauerhaft erhöhtem Konsum von Drogen wie Alkohol,
- Menschen, die regelmäßig Medikamente einnehmen.

Denn diese Menschen können einen anderen Bedarf an Nährstoffen haben als der „gesunde Durchschnitt". Und wenn Sie sich die Aufzählung anschauen, bemerken Sie sicherlich, dass die genannten Gruppen einen beachtlichen Teil der Bevölkerung ausmachen. Das heißt, auf einen Teil der Menschen sind die Referenzwerte nicht anwendbar. Diese sollten sich hinsichtlich des Mikronährstoffbedarfs individuell beraten und betreuen lassen, am besten von einem qualifizierten Ernährungsberater oder einer Ärztin. In diesem Ratgeber finden Sie deshalb zusätzlich auch Mikronährstoffwissen, das für spezifische Bevölkerungsgruppen gilt.

Risiko Unter- und Überversorgung

Zu Beginn des 20. Jahrhunderts erkannten Forschende die Bedeutung von bestimmten Bestandteilen der Nahrung, deren Fehlen schwere Krankheiten verursachen kann. Sie nannten sie „Vitamine" (von lat. vita = Leben und der chemischen Stoffgruppe „Amine"). Die Erkenntnisse aus der Forschung in den darauffolgenden Jahrzehnten, zusammen mit der synthetischen Herstellung der Vitamine, brachten erhebliche Fortschritte in der Medizin. Zuvor weitverbreitete und unheilbare Krankheiten wie Vitamin-A-Mangelblindheit, Skorbut (Vitamin-C-Mangel) oder Rachitis bei Kindern (Vitamin-D-Mangel) sind in unseren Breiten nahezu verschwunden.

Im Allgemeinen bedeutet das, dass bei der heutzutage üblichen Ernährung, die häufig auch angereicherte Lebensmittel einschließt, kein klinischer Vitamin- oder Mineralstoffmangel zu erwarten ist. In der Tat zeigen Daten zur Versorgungslage in Deutschland, dass kein flächendeckender Mikronährstoffmangel herrscht.

Empfohlene Nährstoffzufuhr

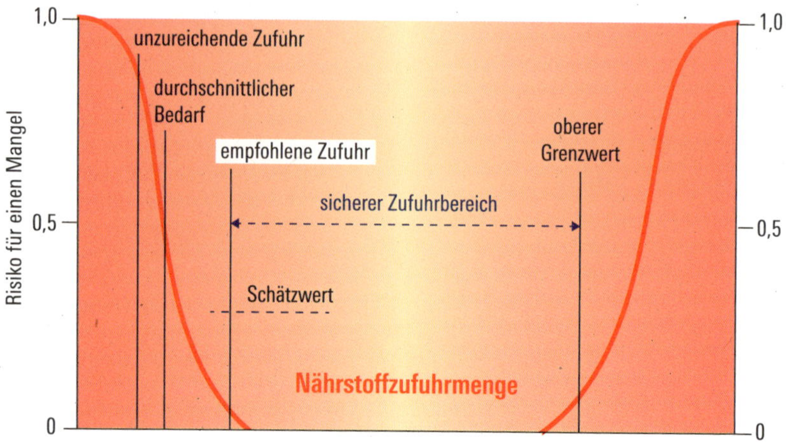

Individuelle Nährstoffzufuhr und Risiko für Nebenwirkungen. Im Bereich der sicheren Zufuhr ist die Wahrscheinlichkeit sowohl für Mangel als auch für Nebenwirkungen durch exzessive Zufuhr sehr gering.

Gleichzeitig gibt es aber Hinweise darauf, dass selbst leichte und symptomfrei verlaufende Mikronährstoffmängel gesundheitliche Folgen haben könnten. Man spricht dabei vom verborgenen Hunger oder englisch „hidden hunger". Das heißt so, weil es sein kann, dass Menschen zwar mengenmäßig genug essen und sich auch satt fühlen, aber trotzdem nicht ausreichend mit Mikronährstoffen versorgt sind, ohne dass sie dadurch gleich einen erkennbaren Mangel entwickeln müssten.

Deshalb ist es das Entscheidende, den Mikronährstoffstatus anhand der konkreten Situation einer bestimmten Gruppe von Menschen beziehungsweise des einzelnen Menschen zu beurteilen.

Wer muss besonders aufpassen, ausreichend versorgt zu sein?
In verschiedenen Phasen des Lebens und je nach Lebensstil kann es leichter passieren, dass die Versorgung mit bestimmten Mikronährstoffen kritisch wird. Kritisch bedeutet, dass der Körper keine ausreichenden Mengen bekommt, um eine optimale Entwicklung und Gesundheit sicherzustellen.

Dazu gehören etwa die Schwangerschaft und die Stillzeit und damit verbunden die frühkindliche Entwicklung sowie körperliche Wachstumsphasen bei Kleinkindern und Jugendlichen. Unter diesen Umständen ist der Bedarf erhöht. Auch eine Krankheit kann dazu führen, dass der Bedarf steigt oder nicht gedeckt werden kann. Neben einem erhöhten Bedarf kann aber zudem eine eingeschränkte Lebensmittelauswahl der Grund dafür sein, dass die Nährstoffversorgung kritisch ist.

Daher sollten sich Menschen, die sich vegan ernähren oder über längere Zeit einseitige Ernährungsweisen und Diäten einhalten, bewusst machen, welche Lebensmittel welche Nährstoffe liefern und dass sie unterversorgt sein könnten.

Wer sich **vegan ernährt** und auf tierische Lebensmittel wie Fleisch, Milch und Ei komplett verzichtet, dem fehlen bestimmte Mikronährstoffe auf dem Speiseplan. Der kritischste Nährstoff ist dabei sicherlich Vitamin B_{12}. Auch andere Vitamine wie Riboflavin und Mineralstoffe wie Jod, Calcium, Eisen, Zink und Selen können kritisch sein. Daher halten wir die vegane Ernährung in diesem Ratgeber immer im Blick.

Neben einer ungenügenden Zufuhr über die Ernährung können Krankheiten und Stoffwechselstörungen oder auch ihre Therapien wie die Einnahme bestimmter Medikamente sowie – in seltenen Fällen – auch genetische Faktoren einen Nährstoffmangel begünstigen. Gruppen mit einem besonderen Risiko für eine vorübergehende oder dauerhafte Unterversorgung sind

- Schwangere und Frauen, die eine Schwangerschaft planen,
- Stillende,
- Kleinkinder,
- Jugendliche,
- ältere Menschen (ab etwa 65 Jahre, vor allem aber Hochbetagte),

- vegan lebende Menschen und Menschen mit einseitigen Ernährungsweisen,
- in Armut lebende Menschen,
- kranke Menschen,
- Menschen, die regelmäßig Medikamente einnehmen,
- Menschen mit chronisch erhöhtem Konsum von Genussmitteln wie Alkohol.

Viel hilft nicht viel

Vitamine können Krankheiten heilen. Und zwar Krankheiten, die durch einen Mangel des entsprechenden Vitamins ausgelöst werden. Aber: Daraus lässt sich nicht schließen, dass das Vitamin bei Menschen ohne Mangel einen gesundheitlichen Nutzen bringt. Gleiches gilt für Mineralstoffe und Spurenelemente.

Diese Tatsache wird häufig ignoriert. So verbreiten sich irreführende Berichte über erstaunliche Wirkungen von hoch dosierten Mikronährstoffen. Gleichzeitig kursiert die unnötige Sorge, mit den üblichen Lebensmitteln nicht ausreichend versorgt zu sein beziehungsweise die Hoffnung, sich und seine Gesundheit mit einer Extradosis an Vitaminen und Co stärken oder schützen zu können. Vielleicht haben Sie auch schon mal zu Vitamintabletten gegriffen, als Sie einen Infekt hatten?

In der Tat kann zum Beispiel ein Vitamin-D-Mangel anfälliger für Infektionen machen und eine gezielte Vitamin-D-Gabe verschafft Besserung. Das tut sie aber – wie gesagt – nur, weil sie den Mangel ausgleicht. Ein genereller Nutzen von zusätzlichem Vitamin D bei Menschen mit ausreichender Vitaminversorgung ist nicht zu erwarten (siehe Seite 60).

Im Allgemeinen gilt daher für eine zusätzliche Einnahme von Mikronährstoffen: **Nährstoffe in hohen Dosierungen sollten nur eingenommen werden,** wenn ein Mangel oder ein anderer krankhafter Umstand wie eine gestörte Aufnahme im Darm ärztlich festgestellt wurde. Und sie sollten nur nach ärztlicher Verordnung und unter ärztlicher Kontrolle eingenommen werden.

Denn im besten Fall werden überflüssige Nährstoffe zwar einfach wieder ausgeschieden, aber manchmal kann ein Zuviel an Vitaminen, Mineralstoffen und Spurenelementen der Gesundheit schaden. Bei übermäßiger

Einnahme von täglich über 100 Mikrogramm Vitamin D zum Beispiel können Nierensteine oder Nierenverkalkung auftreten (das spricht aber wiederum nicht dagegen, dass aus medizinischen Gründen höhere Vitamin-D-Mengen vorübergehend ärztlich verordnet werden).

Bei Ernährung mit herkömmlichen Lebensmitteln ist eine gefährlich hohe Zufuhr der Mikronährstoffe kaum möglich. Im Allgemeinen kommt es erst zu unerwünschten Nebenwirkungen, wenn die Zufuhrmenge ein Vielfaches des Referenzwertes beträgt. Das riskiert, wer regelmäßig zu hoch dosierten Vitamin- und Mineralstoffpräparaten greift oder ungezielt viele angereicherte Lebensmittel verzehrt. Ab welcher regelmäßig überschrittenen Menge es gefährlich werden könnte, sagt die sogenannte tolerierbare Gesamtzufuhrmenge (Tolerable Upper Intake Level) eines Nährstoffs. Sofern es eine wissenschaftlich gesicherte tolerierbare Gesamtzufuhrmenge gibt, finden Sie diese im Porträt des jeweiligen Nährstoffs und in der Übersichtstabelle im Kapitel zu Nahrungsergänzungsmitteln (siehe ab Seite 194).

Mikronährstoffe in der Medizin

Fehlen dem Körper Mikronährstoffe, kann das zu bestimmten Krankheiten führen oder Krankheiten verschlimmern. Beispielsweise begünstigt ein Mangel an den Vitaminen B_1, B_6 und D sowie an Selen und Eisen bestimmte Herzkrankheiten und ein Mangel an den Vitaminen B_{12}, D und K sowie unter anderem an Kupfer, Eisen und Zink die Krankheit Osteoporose.

Andersrum kann das Fehlen bestimmter Mikronährstoffe aber auch nicht der begünstigende Faktor, sondern erst die Folge einer Krankheit sein. So kommt es etwa bei chronischer Niereninsuffizienz oder entzündlichen Darmerkrankungen zum Mangel an einer Reihe von Nährstoffen wie den Vitaminen B_1, B_6, Folat, K, D sowie Selen und Zink.

Außerdem können sich einige Therapien auf den Mikronährstoffstatus auswirken. Die häufig eingesetzten Medikamente Metformin bei Typ-2-Diabetes und Protonenpumpenhemmer als „Magenschutz" beispielsweise begünstigen einen Vitamin-B_{12}-Mangel.

Aus den genannten Gründen ist bei kranken Menschen die ärztliche Überwachung des Status bestimmter Mikronährstoffe und gegebenenfalls die gezielte Gabe besonders wichtig. Denn eine gute Versorgung mit Mikronährstoffen ist eine wichtige Grundlage für die Genesung, für die Verträglichkeit einer Therapie und für die Lebensqualität.

Alles, was darüber hinausgeht, ist wissenschaftlich grundsätzlich noch viel zu wenig belegt, um wirksame und sichere Empfehlungen in Bezug auf Krankheiten geben zu können. Auch, wenn das Angebot so mancher vermeintlicher Wundermittel mit zum Beispiel antioxidativer Wirkung oder Heilungsberichte durch Megadosen von Vitaminen einen anderen Eindruck erwecken.

Richtig ist, dass Mikronährstoffe, insbesondere auch solche mit antioxidativer Wirkung, im Zusammenhang mit Krankheiten wichtige Stoffe sind. Sie greifen auf verschiedenen Ebenen in Verlauf und Therapie sowohl fördernd als auch hemmend ein, wie etwa bei Krebs und Chemotherapie. Daher müssen die positiven und negativen Potenziale der Mikronährstoffe erst gezielt erforscht werden, um sie im Sinne der Betroffenen nutzen zu können. Ein ungeprüfter Einsatz kann im Einzelfall vielleicht hilfreich oder aber schädlich sein.

Vitamine

Vitamine – lebensnotwendige Verbindungen

Fast alle Funktionen unseres Körpers sind von Vitaminen abhängig. Ohne sie ist der normale Ablauf des Stoffwechsels – also des Abbaus, Aufbaus und Umbaus von Substanzen in unserem Körper – nicht möglich.

Neben den Pflanzen können auch Bakterien Vitamine produzieren. So stellen etwa die Bakterien in unserem Dickdarm Vitamine her, aber es ist unklar, ob beziehungsweise wie gut der menschliche Körper sie nutzen kann. Die meisten Tiere können Vitamine nicht selbst herstellen, wobei aber einige Vitamine wie Vitamin C und Vitamin D nur für wenige Säugetierarten oder nur unter bestimmten Lebensbedingungen essenziell sind.

Die verschiedenen Vitamine sind kohlenstoffhaltige Verbindungen, die sich in ihrer chemischen Struktur und in ihrer Funktion im Körper unterscheiden. Deshalb können sie sich auch nicht gegenseitig ersetzen. Aber ein Vitamin arbeitet häufig mit einem oder mehreren anderen zusammen.

Nicht wundern: Die aus Buchstaben und hier und da einem Zahlenindex bestehenden **Namen der Vitamine sind** „historisch bedingt“ – und daher nicht unbedingt logisch.

Nach ihren chemischen Eigenschaften werden die Vitamine in wasserlösliche und fettlösliche Vitamine eingeteilt. Das hat zwar keinerlei Bezug zu ihrer Funktion, ist aber dennoch wichtig zu wissen. Denn die fettlöslichen Vitamine können nur zusammen mit Fett aus dem Essen verdaut werden. Sie werden nicht mit dem Urin ausgeschieden, sondern im Körper gespeichert und eine anhaltende Überdosis kann giftig wirken.

Demgegenüber eliminiert der Körper überflüssige Mengen wasserlöslicher Vitamine über den Urin. Insbesondere die wasserlöslichen Vitamine sind an den Hauptstoffwechselwegen beteiligt. Deshalb sind die Symptome eines Vitaminmangels häufig „unspezifisch“ – der gesamte Stoffwechsel ist gestört.

Vitamin A

STECKBRIEF

- **Wichtig für:** Sehvorgang, Fortpflanzung, gesunde Haut und Schleimhäute
- **Gute Quellen:** Leber, Ei, Käse, fetter Fisch, gelbes Gemüse und Obst, grünes Blattgemüse
- **Risiko für Unterversorgung:** Menschen mit sehr einseitigen Essgewohnheiten, chronischen Krankheiten der Verdauungsorgane, Alkoholmissbrauch

Was ist Vitamin A?

Das fettlösliche Vitamin A, auch Retinol genannt, ist nicht eine einzelne Substanz, sondern eine Gruppe von Substanzen, die letztlich die gleiche Wirkung haben. Auch kann der Körper sogenannte Provitamine – das sind bestimmte Carotinoide, die als Farbstoffe in Pflanzen vorkommen – in die Vitaminform umwandeln. Ein prominentes Beispiel ist das Beta-Carotin, das für die orange Farbe der Karotten verantwortlich ist. Beta-Carotin und andere Carotinoide mit Provitamin-A-Wirkung sind zwar nicht lebensnotwendig, aber für einen guten Vitamin-A-Status wichtig – insbesondere bei vegetarischer oder veganer Ernährung. Fertiges Vitamin A kommt nämlich nur in tierischen Lebensmitteln vor.

Heute wissen wir, dass Vitamin A und auch Vitamin D **keine Vitamine** im eigentlichen Sinne sind, **sondern Hormone.** Hormone sind Signal- und Botenstoffe, die all unsere Körperfunktionen und Stoffwechselvorgänge steuern. Und das gilt auch für Vitamin A und Vitamin D, die der Körper – wenn auch nicht immer in ausreichender Menge – selbst herstellen kann, sofern die entsprechenden Vorstufen zur Verfügung stehen.

Bekannt ist Vitamin A vor allem wegen seiner Bedeutung für das Sehvermögen: Während bereits im alten Ägypten die Nachtblindheit mit Leber behandelt wurde, entdeckten Forschende Anfang des 20. Jahrhunderts, dass ein in der Leber reichlich vorhandener Stoff dafür verantwortlich ist. Diesen nannten sie Vitamin A.

Wofür braucht der Körper Vitamin A?

Unser Organismus nutzt Vitamin A beziehungsweise seine Vorstufen, die antioxidativ wirkenden Carotinoide, für zahlreiche Funktionen im Stoffwechsel. Vitamin A ist Bestandteil des Sehpurpurs in der Netzhaut und hilft dem Auge, Hell und Dunkel zu unterscheiden. Vitamin A hilft außerdem den Zellen, zu wachsen und sich zu teilen, sodass es für gesunde Haut und Schleimhäute sowie für Knochen und Zähne wichtig ist. Auch an der Entwicklung von Eizellen und Samenzellen ist das Vitamin beteiligt – es ist also für die Fortpflanzung bedeutsam. Das Vitamin A dient dem Entstehen und der Funktion von weißen Blutkörperchen und damit dem Immunsystem sowie der Blutbildung. Ganz besonders wichtig ist es für das ungeborene Kind im Mutterleib, dessen Lunge beispielsweise nur mit ausreichend Vitamin A reifen kann.

Wie bereits erwähnt, wirkt Vitamin A wie ein Hormon: Es dockt am Kern der Zellen an und sendet so Signale aus, die regulieren, wie unsere Erbsubstanz – die Gene – abgelesen und in Eiweißmoleküle übersetzt werden, die dann den Stoffwechsel steuern.

Wer braucht wie viel Vitamin A?

Säuglinge brauchen mehr Vitamin A als Kinder, weil die Leber und der Verdauungstrakt der ganz Kleinen noch nicht reif genug sind, um Vitamin A so zu verwerten wie Kinder und Erwachsene es können. Außerdem müssen sie ihre Speicher in der Leber erst mal auffüllen. Die Frauenmilch liefert ihnen die angemessene Menge. Ab der frühen Jugend gibt es dann Unterschiede zwischen den Geschlechtern. Am meisten Vitamin A brauchen die männlichen Jugendlichen. Auch in der Schwangerschaft und in der Stillzeit ist der Bedarf erhöht, ist aber mit der Ernährung abzudecken.

- Schon 150 g gegarte Karotten oder 15 g Kalbsleberwurst decken mit

Referenzwerte für eine angemessene Zufuhr

Alter	Vitamin A (Retinol)* Mikrogramm (µg) pro Tag	
	männlich	**weiblich**
Säuglinge		
0 bis unter 4 Monate	500	
4 bis unter 12 Monate	400	
Kinder und Jugendliche		
1 bis unter 4 Jahre	300	
4 bis unter 7 Jahre	350	
7 bis unter 10 Jahre	450	
10 bis unter 13 Jahre	600	
13 bis unter 15 Jahre	800	700
15 bis unter 19 Jahre	950	800
Erwachsene		
19 bis unter 65 Jahre	850	700
65 Jahre und älter	800	700
Schwangere		800
Stillende		1300

*Die Carotinoide sind hier auch eingeschlossen, sie lassen sich folgendermaßen umrechnen: 1 µg Retinol = 12 µg Beta-Carotin = 24 µg andere Provitamin-A-Carotinoide. Als weiteres Maß sind „Internationale Einheiten" (IE) in Gebrauch: 1 IE entspricht 0,3 µg Retinol

etwa 1000 µg Vitamin A die für Erwachsene wünschenswerte Menge deutlich ab.

Schwangere aufgepasst!

Einerseits ist der Bedarf an Vitamin A erhöht, und wenn zu wenig davon da ist, kann sich das Kind im Mutterleib nicht gut entwickeln. Andererseits ist aber auch eine überhöhte Zufuhr von Vitamin A schädlich, vor allem in der frühen Schwangerschaft. Denn sie kann zu schwerwiegenden Fehlbildungen beim Ungeborenen führen. Daher sollten Schwangere insbesondere in den ersten drei Monaten nicht regelmäßig viel von Vitamin-A-reichen Lebensmitteln essen. Da dabei vor allem Leber zu meiden ist, dürfte das vielen nicht schwerfallen. Unbedingt verzichten sollten Schwangere aber auf Medikamente zur Behandlung von Akne, die eine synthetische Form von Vitamin A (Retinsäure beziehungsweise Tretinoin, Isotretinoin) enthalten.

Welche Lebensmittel liefern Vitamin A?

Das mit Abstand Vitamin-A-reichste Lebensmittel ist Leber. Denn Tiere speichern – wie der Mensch – das allermeiste des aufgenommenen Vitamin A in diesem Organ. Andere tierische Lebensmittel wie Ei, Käse und fetter Fisch wie Aal sind auch gute Quellen für Vitamin A.

Pflanzliche Lebensmittel liefern zwar nicht direkt Vitamin A, aber Carotinoide wie Beta-Carotin, die der menschliche Körper in unterschiedlichem Umfang in Vitamin A umwandelt. Nennenswerte Mengen an Beta-Carotin stecken in Gemüse wie Karotten, Süßkartoffeln, Kürbis, Grünkohl und Spinat sowie in Obst wie Honigmelone, Aprikosen und Mango. Außerdem setzt die Lebensmittelindustrie Beta-Carotin als Farbstoff (E160a) ein, zum Beispiel in Fruchtsäften, Butter, Margarine, Käse, Konfitüren und Wurst.

Für unseren Körper ist aber nicht allein entscheidend, wie viel Vitamin A beziehungsweise Carotinoide das Essen liefert. Mitentscheidend ist, dass Fett dabei ist. Denn wie alle fettlöslichen Vitamine verdaut der Körper das Vitamin A nur zusammen mit Fett. So ist es praktisch, dass Vitamin-A-haltige tierische Lebensmittel das Fett von Natur aus mitliefern. Bei Karotten und Co ist das nicht der Fall. Hier hilft es, sie mit ein paar Gramm Fett zu kombinieren, zum Beispiel einem Esslöffel Öl am Salat oder einem Butterbrot. Außerdem kann der Körper das Beta-Carotin aus fein geraspelten oder gekochten Karotten besser aufnehmen als aus grob zerkauten beziehungsweise rohen Karotten.

Beim Verarbeiten von Lebensmitteln geht das Vitamin A durch langes Kochen teilweise verloren, die als Pro-

Ausgewählte Lebensmittel mit hohem Gehalt

Angaben pro 100 g

Lebensmittel	Gehalt
Schweineleber (gegart)	38 900 µg
Rinderleber (gegart)	19 100 µg
Geflügelleberwurst	10 100 µg
Karotte (roh)	1 600 µg
Löwenzahn (roh)	1 300 µg
Süßkartoffel (gegart)	1 250 µg
Aal (geräuchert)	900 µg
Spinat (roh), Honigmelone	800 µg
Grünkohl (gekocht), Feldsalat	700 µg
Hühnerei (gegart), Edamer (mind. 45 % Fett i. Tr.)	300 µg

vitamine wirkenden Carotinoide werden durch Licht und Sauerstoff zerstört.

Mit der üblichen Ernährung lässt sich der Vitamin-A-Bedarf im Allgemeinen problemlos decken. Auch Menschen, die sich vegan ernähren, können mit den **Vitaminvorstufen aus pflanzlichen Lebensmitteln** gut versorgt sein. Sie sollten allerdings noch bewusster ausreichend und mit Fett kombinierte Beta-Carotin-Lieferanten wie gekochte Karotten und Spinat in ihren Speiseplan einbauen. Das gilt umso mehr in sensiblen Lebensphasen wie Kindheit, Jugend, Schwangerschaft und Stillzeit.

Wie zeigt sich ein Mangel an Vitamin A?

Ein Vitamin-A-Mangel kann sich früh durch eine erhöhte Anfälligkeit für Infekte, vor allem der Atemwege, bemerkbar machen. Denn wenn den Schleimhäuten der Atemwege Vitamin A fehlt, können sich ihre Zellen nicht richtig entwickeln und die Barriere gegen Erreger bröckelt. Ein stärker ausgeprägter Mangel schädigt das Auge. Es kann zu Nachtblindheit kommen. Bindehaut, Tränendrüsen und Hornhaut werden in Mitleidenschaft gezogen, was zu Entzündungen und Erblindung führen kann. In den sogenannten Entwicklungsländern erblinden jährlich Hunderttausende Kinder durch Vitamin-A-Mangel.

Hierzulande gibt es diese Folgen eines Mangels so gut wie nicht. In der Regel liefern die hier verfügbaren Lebensmittel genug Vitamin A. Und selbst wenn die Zufuhr mal vorübergehend gering ist, kann der Körper für ein paar Monate auf die in der Leber gespeicherten Reserven zurückgreifen. Nur bei sehr einseitigen Essgewohnheiten, bei Alkoholmissbrauch oder bei Menschen, die an Niere, Darm oder anderen Verdauungsorganen chronisch erkrankt sind und Fett und damit fettlösliche Vitamine nicht richtig verdauen oder aufnehmen können (Fachleute sprechen von Malabsorption) oder einen erhöhten Bedarf haben, kann es problematisch werden. Auch bei vegan lebenden Menschen kann das Risiko für eine unzureichende Versorgung erhöht sein, weil eine angemessene Vitamin-A-Versorgung allein durch die pflanzlichen Provitamin-A-Carotinoide eine sehr bewusste Lebensmittelauswahl voraussetzt.

Um zu überprüfen, ob der Vitamin-A-Status im Lot ist, können Labore die **Retinolkonzentration im Blut** messen. Ein Wert unter 1,05 µmol/l ist als leichter Mangel und unter 0,7 µmol/l als manifester Vitamin-A-Mangel definiert.

Wie hoch die Retinolkonzentration ist, das kann der Körper allerdings sehr lange und ganz streng homöostatisch regulieren. Das heißt: Die Blutwerte liegen auch dann noch im Normbereich, wenn Vitamin A schon lange fehlt und die Speicher in der Leber zur Neige gehen. Auch ist der Wert stark abhängig von anderen Faktoren wie dem Alter und dem Gesundheitszustand. Aussagekräftiger – aber auch aufwendiger – ist ein Test, bei dem eine definierte Dosis Retinol eingenommen und vorher sowie fünf Stunden danach die Retinolkonzentration im Blut gemessen wird. Er heißt RDR-Test vom englischen „relative dose response test“. Unterscheidet sich die Konzentration nach der Einnahme nicht wesentlich vom Ausgangswert, kann man von noch gut gefüllten Speichern in der Leber ausgehen. Liegt sie um mehr als 20 Prozent höher, wird das als leichter Mangel gedeutet. Nur, wenn Symptome und Blutwerte auf einen Mangel hindeuten oder die zuvor beschriebenen individuellen Risikofaktoren vorliegen, sollte in Absprache mit Arzt oder Ärztin eine gezielte Vitamin-A-Einnahme erwogen werden. Aufgrund der besonderen Bedeutung der Vitamin-A-Versorgung der Mutter für das ungeborene Kind ist das für (mangelernährte) Schwangere sehr bedeutsam. In der Regel haben Frauen hierzulande aber gut gefüllte Leberspeicher, sodass es – vor allem bei Erstgebärenden – kaum zu einer relevanten Unterversorgung kommen dürfte.

Wie viel Vitamin A ist zu viel?

Eine hohe Zufuhr von Vitamin A aus Nahrungsergänzungsmitteln oder bestimmten Medikamenten kann zu starken Kopfschmerzen, verschwommenem Sehen, Übelkeit, Schwindel, Muskelschmerzen und Koordinationsproblemen führen. In schweren Fällen kann zu viel Vitamin A sogar zu Koma und Tod führen.

Bis zu 3000 Mikrogramm Vitamin A pro Tag gelten sowohl für Schwangere und Stillende als auch für alle Erwachsenen als unbedenklich.

Dabei ist nur das Vitamin A aus tierischen Lebensmitteln relevant, das sogenannte vorgeformte Vitamin A. Das aus den Carotinoiden aus pflanzlichen Lebensmitteln entstehende Vitamin A ist hier nicht mitzurechnen. Wenn Schwangere zu viel Vitamin A einnehmen, kann das zu Fehlbildungen beim ungeborenen Kind führen. Deshalb empfiehlt das Bundesinstitut für Risikobewertung (BfR), dass Nahrungsergänzungsmittel einen Hinweis tragen sollten, dass Vitamin A in der Schwangerschaft nur nach ärztlicher Rücksprache eingenommen werden soll. Und das BfR schlägt vor, Nahrungsergänzungsmitteln am besten gar kein vorgeformtes Vitamin A zuzusetzen, oder zumindest nicht mehr als 200 Mikrogramm pro Tag. Darüber hinaus sollte laut BfR auch die Aufnahme von Vitamin A durch kosmetische Mittel, in denen das Vitamin als Anti-Aging-Formel zum Fältchenglätten enthalten ist, begrenzt werden. Denn auch über die Haut kann der Körper das Vitamin aufnehmen.

Eine hohe Zufuhr von Beta-Carotin verursacht nicht solche Probleme wie vorgeformtes Vitamin A. Wer viel davon aufnimmt, dessen Haut kann sich gelb-orange färben – das ist harmlos. Studien haben jedoch gezeigt, dass Rauchende, ehemalige Rauchende und Menschen, die Asbest ausgesetzt waren, ein höheres Risiko für Lungenkrebs und Tod haben, wenn sie hoch dosierte Beta-Carotin-Präparate einnehmen. Kritisch an hohen Vitamin-A-Dosen ist, dass sie die Aufnahme von Vitamin K im Körper hemmen können und möglicherweise das Risiko für Knochenbrüche erhöhen. Deshalb sollten vor allem Frauen nach der Menopause – bei ihnen ist das Risiko für schwache Knochen ohnehin erhöht – nicht mehr als 1500 Mikrogramm vorgeformtes Vitamin A pro Tag zu sich nehmen.

Welche Medikamente hemmen die Aufnahme?

Arzneimittel wie Orlistat oder Colestyramin, die die Aufnahme von Fett beziehungsweise Cholesterin im Körper hemmen, können zu einer verminderten Aufnahme von fettlöslichen Vitaminen inklusive Vitamin A führen. Nehmen Sie ein solches Mittel ein, ist auch die Einnahme eines Multivitaminpräparats empfehlenswert. Klären Sie das mit Ihrer Ärztin oder Ihrem Arzt.

Vitamin B_1

STECKBRIEF

- **Wichtig für:** Energiegewinnung, Nervenfunktion
- **Gute Quellen:** Vollkorngetreide, Samen, Hülsenfrüchte, Schweinefleisch
- **Risiko für Unterversorgung:** Alkoholmissbrauch, Medikamenteneinnahme, ältere Menschen, an Diabetes oder Herzinsuffizienz Erkrankte

Was ist Vitamin B_1?

Vitamin B_1 ist ein wasserlösliches Vitamin. Es wird auch Thiamin genannt. Es ist der Player aus dem Team der Mikronährstoffe, der entscheidend dazu beiträgt, dass Sie aus den Lebensmitteln, die Sie zu sich nehmen, die benötigte Energie gewinnen können. Weil der menschliche Körper nur wenig Vitamin B_1 speichern kann, sollten Sie es täglich mit der Nahrung aufnehmen. Das ist meist kein Problem, denn es findet sich in vielen Lebensmitteln aus Tieren und auch Pflanzen.

Auch die **Bakterien** im menschlichen Dickdarm **produzieren Vitamin B_1,** daneben auch Vitamin B_2 und andere Vitamine. Ob diese Vitamine unserem Körper in nennenswerten Mengen zur Verfügung stehen, ist wissenschaftlich nicht geklärt.

Wofür braucht der Körper Vitamin B_1?

Vitamin B_1 ermöglicht es dem Körper, Makronährstoffe (siehe Seite 10) aus der Nahrung in Energie – für all seine notwendigen Prozesse – umzuwandeln. Denn die für die Energiegewinnung zuständigen Enzyme – das sind Katalysatoren für biochemische Reaktionen – können nur zusammen mit Vitamin B_1 arbeiten. Das Vitamin dient also als sogenanntes Coenzym. So ist Vitamin B_1 wichtig für das

Referenzwerte für eine angemessene Zufuhr

Alter	Vitamin B_1 Milligramm (mg) pro Tag	
	männlich	weiblich
Säuglinge		
0 bis unter 4 Monate	0,2	
4 bis unter 12 Monate	0,4	
Kinder und Jugendliche		
1 bis unter 4 Jahre	0,6	
4 bis unter 7 Jahre	0,7	
7 bis unter 10 Jahre	0,9	0,8
10 bis unter 13 Jahre	1,0	0,9
13 bis unter 15 Jahre	1,2	1,0
15 bis unter 19 Jahre	1,4	1,1
Erwachsene		
19 bis unter 25 Jahre	1,3	1,0
25 bis unter 65 Jahre	1,2	1,0
65 Jahre und älter	1,1	1,0
Schwangere		
ab 4. Monat		1,2
ab 7. Monat		1,3
Stillende		1,3

Wachstum, die Entwicklung und die Funktion der Zellen in Ihrem Körper. Außerdem hilft es dem Nervensystem, Reize weiterzuleiten.

Wer braucht wie viel Vitamin B_1?

Die benötigte Menge an Vitamin B_1 hängt vom Alter und vom Geschlecht ab. Genauer gesagt hängt sie von der nötigen Energiezufuhr ab, und die ist bei Jung und Alt sowie bei Mann und Frau unterschiedlich. Da männliche Jugendliche den höchsten Energiebedarf haben, ist bei ihnen auch die wünschenswerte Vitamin-B_1-Zufuhr mit 1,4 Milligramm pro Tag am höchsten. Und da Schwangere ab dem vierten Monat und auch Stillende mehr Energie brauchen, sollte bei ihnen die Zufuhr höher sein als sonst bei den Frauen.

- Die mit 1,4 mg pro Tag höchste wünschenswerte Zufuhr steckt etwa in 150 g Schweinefilet oder in der Kombination aus 6 EL Haferflocken, 20 g Sonnenblumenkernen, 150 g Erbsen und zwei Scheiben Weizenvollkornbrot.

Welche Lebensmittel liefern Vitamin B_1?

Von Natur aus steckt Vitamin B_1 in vielen Lebensmitteln, sodass die empfohlene Zufuhr leicht erreichbar ist. Besonders gute Quellen sind Getreideprodukte aus dem ganzen Korn wie Haferflocken und Vollkornmehl sowie Produkte daraus, etwa Vollkornbrot. Im Vergleich zu Weißmehl liefert Vollkornmehl das Fünffache an Vitamin B_1. Auch Samen wie Sonnenblumenkerne, Hülsenfrüchte wie Erdnüsse und Erbsen sowie Schweinefleisch sind reichhaltige Quellen. Außerdem stellt die Lebensmittelindustrie mit Vitamin B_1 angereicherte Produkte her, etwa Frühstückscerealien, die unter Umständen in einer Portion die ganze Tagesration liefern.

Einen Haken gibt es jedoch: Das Vitamin B_1 ist sehr empfindlich, was den Kontakt mit Wärme, Luft und Wasser angeht. Damit nicht zu viel davon verloren geht, sollten Sie die Lebensmittel schonend zubereiten und Gemüse und Kartoffeln vor dem Schneiden beziehungsweise Schälen waschen. Da sich Vitamin B_1 in Wasser auflöst, geht ein erheblicher Teil des Vitamins verloren, wenn das Kochwasser weggeschüttet wird.

Ausgewählte Lebensmittel mit hohem Gehalt

Angaben pro 100 g

Lebensmittel	Gehalt
♦ Weizenkeime	2,0 mg
♦ Sonnenblumenkerne, Spirulina (getrocknet)	1,9 mg
♦ Schweinefleisch	1,0 mg
♦ Erdnuss	0,9 mg
♦ Pinienkerne	0,8 mg
♦ Haferflocken	0,6 mg
♦ Vollkornmehle	0,5 mg
♦ Mungobohne	0,5 mg
♦ Vollkornreis (roh)	0,4 mg
♦ Erbse	0,3 mg

Wie zeigt sich ein Mangel an Vitamin B_1?

Mangelsymptome zeigen sich vor allem in Organen und Geweben, die viel Energie verbrauchen. Das sind zum Beispiel das Nerven- und das Herz-Kreislauf-System. Anfängliche unspezifische Symptome können Konzentrations- und Gedächtnisschwäche, Appetitverlust, Muskelschwäche und Herzprobleme sein. Bei schwerem Thiaminmangel kann es zu Kribbeln und Taubheit in den Füßen und Händen, Muskelschwund und schlechten Reflexen, Herzinsuffizienz und Ödemen kommen. Das sind die Symptome der Vitamin-B_1-Mangelkrankheit namens Beriberi.

Weil der Körper Vitamin B_1 nicht wirklich speichern kann, kann das Fehlen des Vitamins in der Nahrung schon nach wenigen Wochen zu Mangelerscheinungen führen. Deshalb ist eine regelmäßige ausreichende Zufuhr mit Lebensmitteln wichtig. Das dürften die meisten Menschen hierzulande erreichen. Ein Thiaminmangel ist bei uns selten und tritt meist nur infolge von starkem Alkoholmissbrauch und von Krankheiten auf, die die Zufuhr, die Aufnahme im Körper oder den Stoffwechsel beeinträchtigen. Alkoholabhängige, ältere, an Diabetes oder Herzinsuffizienz erkrankte oder wegen starkem Übergewicht am Magen operierte Menschen sollten mit Arzt oder Ärztin sprechen, um herauszufinden, ob sie Thiamin und andere Mikronährstoffe ergänzen sollten.

An niedrigen Vitaminspiegeln bei Menschen mit Diabetes oder Herzinsuffizienz können unter anderem ihre Medikamente wie Metformin und Furosemid Schuld sein. Auch Medikamente zur Chemotherapie und bei Epilepsie können zu schlechter Thiaminversorgung beitragen.

i Um die Thiaminversorgung festzustellen, kann ein Labor zum Beispiel die **Aktivität der Transketolase in den roten Blutkörperchen** messen. Die Transketolase ist ein von Vitamin B_1 abhängiges Enzym. Je ausgeprägter ein Mangel ist, desto stärker steigt die Aktivität der Transketolase, wenn der Blutprobe im Labor Vitamin-B_1-haltiges Coenzym (TDP) zugesetzt wird. Aktivitätssteigerungen, sogenannte TDP-Effekte, von über 25 Prozent sind als Mangel definiert, von 15 bis 25 Prozent als marginaler Mangel.

Kann viel Vitamin B_1 schädlich sein?

Schädliche Nebenwirkungen bei hohen Mengen Vitamin B_1 – sowohl aus natürlichen Lebensmitteln als auch aus Vitaminpräparaten – sind unbekannt. Das dürfte folgende Gründe haben: Je mehr Vitamin B_1 geschluckt wird, desto weniger nimmt der Körper über den Darm auf und desto mehr scheidet er rasch mit dem Urin wieder aus.

Vitamin B_2

STECKBRIEF

- **Wichtig für:** Energiegewinnung, Stoffwechsel anderer B-Vitamine
- **Gute Quellen:** Innereien, Fisch, Milch, Käse, Samen, Nüsse, Hülsenfrüchte, Vollkorngetreide
- **Risiko für Unterversorgung:** Einseitige Ernährung, Verzicht auf Milchprodukte, ältere Menschen, vegan Lebende, Medikamenteneinnahme, Alkoholmissbrauch

Was ist Vitamin B_2?

Vitamin B_2 ist wie B_1 ein wasserlösliches Vitamin. Es heißt auch Riboflavin. Der Namensteil „flavin" kommt vom lateinischen „flavus": gelb. Gelb ist die Farbe des Vitamins. Sollten Sie einmal mehr Riboflavin auf einmal zu sich nehmen, als Ihr Körper verwerten kann, macht sich das an einer intensiven Gelbfärbung des Urins, über den die Überdosis entsorgt wird, bemerkbar.

Wofür braucht der Körper Vitamin B_2?

Wie Vitamin B_1 ist auch Vitamin B_2 wichtig für das Wachstum, die Entwicklung und die Funktion der Körperzellen. Es hilft ebenfalls dabei, Nahrung in Energie umzuwandeln, die der Körper benötigt. Im Gegensatz zu Vitamin B_1 ist das Vitamin B_2 nicht selbst ein Coenzym, sondern die Vorstufe für Coenzyme, die unzählige Reaktionen im Körper ermöglichen. Auch am Stoffwechsel anderer B-Vitamine – von Niacin (siehe Seite 82), Vitamin B_6 (siehe Seite 40) und Folat (siehe Seite 72) – ist das Vitamin B_2 beteiligt.

Wer braucht wie viel Vitamin B_2?

Weil seine Rolle für den Energiehaushalt des Körpers so zentral ist, hängt die benötigte Menge an Vitamin B_2 – so, wie die von Vitamin B_1 – von der notwendigen Energiezufuhr ab, und

Referenzwerte für eine angemessene Zufuhr

Alter	Vitamin B_2 Milligramm (mg) pro Tag	
	männlich	weiblich
Säuglinge		
0 bis unter 4 Monate	0,3	
4 bis unter 12 Monate	0,4	
Kinder und Jugendliche		
1 bis unter 4 Jahre	0,7	
4 bis unter 7 Jahre	0,8	
7 bis unter 10 Jahre	1,0	0,9
10 bis unter 13 Jahre	1,1	1,0
13 bis unter 15 Jahre	1,4	1,1
15 bis unter 19 Jahre	1,6	1,2
Erwachsene		
19 bis unter 51 Jahre	1,4	1,1
51 bis unter 65 Jahre	1,3	1,0
65 Jahre und älter	1,3	1,0
Schwangere		
ab 4. Monat		1,3
ab 7. Monat		1,4
Stillende		1,4

damit von Alter und Geschlecht. Deshalb ist die wünschenswerte Menge im späten Jugendalter am höchsten, mit 1,6 Milligramm pro Tag bei männlichen und 1,2 Milligramm bei weiblichen Teenagern. Schwangere ab dem vierten Monat und Stillende brauchen wegen des erhöhten Energiebedarfs auch mehr Vitamin B_2 als sonst.

Welche Lebensmittel liefern Vitamin B_2?

Innereien wie Leber und Niere liefern besonders viel Vitamin B_2, sind aber nicht sonderlich beliebt. Daneben liefern Fisch wie Seelachs und Makrele, Milch und Milchprodukte sowie verschiedene Käsesorten Vitamin B_2, aber auch pflanzliche Lebensmittel wie Samen, Nüsse, Hülsenfrüchte, Vollkorngetreide und Gemüse wie Brokkoli und Grünkohl.

Vitamin B_2 ist nicht nur wasserlöslich, sondern auch sehr lichtempfindlich. Der Gehalt in Lebensmitteln, die – wie etwa Obst und Gemüse – der Sonne ausgesetzt sind, ist deshalb eher gering. Milch ist demzufolge in Flaschen aus braunem statt aus transparentem Glas vitaminschonender verpackt. Größeren Vitaminverlusten in der Küche können Sie vorbeugen, indem Sie Lebensmittel dunkel lagern und das Kochwasser möglichst mitverwenden.

Vegan Lebende aufgepasst! Pflanzliche Lebensmittel, vor allem Obst und Gemüse, enthalten sehr wenig Vitamin B_2. Vegan lebende Menschen können ihren Bedarf grundsätzlich über Pilze, Nüsse, Mandeln und Getreideprodukte decken. Auch aus angereicherten Pflanzendrinks können sie das Vitamin B_2 beziehen. Bei Anzeichen von Mangelsymptomen ist es eventuell sinnvoll, den Status zu bestimmen und die Nahrung zu ergänzen.

Wie zeigt sich ein Mangel an Vitamin B_2?

Charakteristisch für einen Mangel an Vitamin B_2 sind Hauterkrankungen wie schuppende Ekzeme, wunde Mundwinkel, geschwollene und rissige Lippen. Fehlt das Vitamin langfristig, führt das zu einem Mangel an eisenhaltigen roten Blutkörperchen (Anämie), weil die Zellen des Dünndarms sich verändern und das Eisen nicht mehr richtig aufnehmen können. Davon Betroffene fühlen sich schwach und müde. Außerdem kann ein Mangel die Augenlinse trüben (Katarakte) und so das Sehvermögen schwächen sowie den Stoffwechsel anderer Vitamine stören.

Da der Körper für Vitamin B_2 wie für die meisten wasserlöslichen Vitamine keine großen Speicher hat, sind Letztere bei vitaminarmer Ernährung schon nach wenigen Wochen entleert.

Ausgewählte Lebensmittel mit hohem Gehalt

Angaben pro 100 g

Lebensmittel	Gehalt
Schweineleber (gegart)	3,6 mg
Kalbsniere	2,8 mg
Hefeflocken	2,6 mg
Molkenkäse (mind. 20 % Fett i. Tr.)	1,7 mg
Weizenkeime	0,7 mg
Camembert (mind. 30 % Fett i. Tr.)	0,7 mg
Bergkäse (mind. 20 % Fett i. Tr.)	0,6 mg
Emmentaler (mind. 30 % Fett i. Tr.)	0,6 mg
Seelachs (Köhler)	0,5 mg
Champignon, Steinpilz	0,4 mg

Um festzustellen, ob der Vitamin-B_2-Status in Ordnung ist oder nicht, kann ein Labor nach Blutabnahme messen, wie aktiv das Enzym namens **Glutathion-Reduktase in den roten Blutkörperchen** ist, wenn ein Vitamin-B_2-haltiges Coenzym hinzugegeben wird (EGRAC-Test). Steigert das Enzym seine Aktivität, weist das auf einen schlechten Vitaminstatus hin. Außerdem kann der gesammelte Urin eines Tages Hinweise auf den aktuellen Status liefern. Der Körper gilt als gut versorgt, wenn der sogenannte Aktivitätskoeffizient des Enzyms – das ist das Maß dafür, wie stark es aktiv ist – unter 1,2 liegt beziehungsweise die Riboflavinausscheidung im sogenannten 24-Stunden-Urin über 0,12 mg. Ein Aktivitätskoeffizient von über 1,4 und eine Urinausscheidung unter 0,04 mg zeigen einen Mangel an.

Die gute Nachricht: Hierzulande nehmen die meisten Menschen genug Vitamin B_2 auf. Ein Mangel ist sehr selten. Wenn er doch vorkommt, dann fehlen zum Beispiel wegen sehr einseitiger Ernährung meist auch andere Nährstoffe. So besteht bei älteren Menschen ein erhöhtes Risiko, unzureichend versorgt zu sein. Zu den Personengruppen, die häufiger Probleme mit einer ausreichenden Vitamin-B_2-Zufuhr haben, gehören auch Menschen, die sich vegan ernähren oder keine Milchprodukte essen, sowie insbesondere Sportlerinnen und Sportler wegen des mit höherem Energieverbrauch einhergehenden höheren Bedarfs. Dazu gehören auch Menschen, die regelmäßig bestimmte Medikamente wie Psychopharmaka oder Chemotherapeutika nehmen müssen oder alkoholabhängig sind. Denn die genannten Medikamente verhindern die Umwandlung des Vitamins zu den aktiven Coenzymen, und der Alkohol erschwert es dem Körper, die B-Vitamine aufzunehmen und zu verwerten.

Bei chronischem Alkoholmissbrauch liegen häufig auch die anderen B-Vitamine im Argen, sei es durch ungünstige Ernährungsgewohnheiten oder weil der Körper sie schlechter ausnutzen kann oder mehr davon braucht. Da sich die Stoffwechselwege der B-Vitamine außerdem kreuzen und voneinander abhängen, empfiehlt sich in diesem Fall die Einnahme eines Vitamin-B-Komplex-Präparats.

Kann viel Vitamin B_2 schaden?

Überflüssiges Vitamin B_2 scheidet der Körper rasch wieder über die Nieren aus, es wird also mit dem kleinen Geschäft weggespült. Außerdem kann der Körper im Darm bei hohen Dosen von über 25 Milligramm gar nicht alles aufnehmen, sodass er es ungenutzt passieren lässt. So ist es nicht verwunderlich, dass es keine Hinweise auf schädliche Wirkungen bei einer hohen Vitamin-B_2-Zufuhr gibt. Demzufolge geben die Lebensmittelsicherheitsbehörden auch keine tolerierbare Obergrenze für die Zufuhr oder für den Gehalt in Nahrungsergänzungsmitteln an.

Der Körper kann Vitamin B_2 besser nutzen, wenn er es beim Essen von Lebensmitteln bekommt und nicht isoliert per Pulver oder Pille. Denn die Verdauungsprozesse fördern die Aufnahme von Vitamin B_2 durch die Darmzellen.

Hilft Vitamin B_2 gegen Kopfschmerzen bei Migräne?

Manche Studien zeigen, dass eine Nahrungsergänzung mit Vitamin B_2 Migräne-Kopfschmerzen vorbeugen kann, andere Studien hingegen nicht. Da die zusätzliche Gabe von Vitamin B_2 in der Regel kaum Nebenwirkungen hat, empfehlen manche internationale Expertengremien, es unter ärztlicher Anleitung einzunehmen, um Migräne vorzubeugen. Die kanadische Kopfschmerzgesellschaft sowie ein britisches Expertengremium empfehlen die Einnahme von 400 Milligramm Vitamin B_2 pro Tag zur Anfallsprophylaxe. Die Deutsche Gesellschaft für Neurologie (DGN) und die Deutsche Migräne- und Kopfschmerzgesellschaft (DMKG) stufen jedoch in ihrer Leitlinie zur Migränetherapie und -prophylaxe aus dem Jahr 2022 die wissenschaftliche Beweislage dafür als schwach ein.

Vitamin B_6

STECKBRIEF

- **Wichtig für:** Enzymfunktionen, Produktion von Botenstoffen, Niacin und Blutfarbstoff
- **Gute Quellen:** Vollkorngetreide, Nüsse, Hefe
- **Risiko für Unterversorgung:** Medikamenteneinnahme, Alkoholmissbrauch, Krankheiten etwa an der Leber oder den Nieren

Was ist Vitamin B_6?

Vitamin B_6, auch Pyridoxin genannt, ist ein wasserlösliches sowie licht- und hitzeempfindliches Vitamin, das von Natur aus in vielen Lebensmitteln enthalten ist. Genauer gesagt ist Vitamin B_6 ein Oberbegriff für verschiedene Substanzen wie Pyridoxin, Pyridoxamin und Pyridoxal, die ineinander umwandelbar sind und die Vitaminaktivität entfalten.

Wofür braucht der Körper Vitamin B_6?

Der Körper benötigt Vitamin B_6 für mehr als 100 Enzymreaktionen, die am Stoffwechsel beteiligt sind. Er braucht es auch, um Botenstoffe wie Dopamin und das B-Vitamin Niacin aus Tryptophan (siehe Seite 82) zu bilden. Zudem spielt Vitamin B_6 bei der Immunabwehr und der Bildung des roten Blutfarbstoffs mit. Im Team mit Vitamin B_2, Folat und Vitamin B_{12} reguliert Vitamin B_6 den Stoffwechsel der Aminosäure Homocystein. Steigt der Homocysteinspiegel im Blut, ist das schädlich für die Blutgefäße und kann zu Komplikationen durch Blutgerinnsel führen.

Einige Wissenschaftler waren der Meinung, dass die zusätzliche Einnahme bestimmter B-Vitamine wie Vitamin B_6, Folat und Vitamin B_{12} helfen könnte, Herz-Kreislauf-Erkrankungen vorzubeugen. Doch obwohl

Vitamin-B-Präparate den Homocysteinspiegel im Blut von Studienteilnehmenden senkten, traten Herzkrankheiten oder Schlaganfälle nicht wirklich seltener oder milder auf. Diskutiert wird auch, ob Vitamin B_6 Demenz oder Krebs vorbeugen kann – auch dafür gibt es bislang keine wissenschaftlichen Beweise.

Wer braucht wie viel Vitamin B_6?

Die benötigte Menge an Vitamin B_6 steigt mit dem Alter von 0,1 Milligramm pro Tag beim Säugling bis zu 1,6 Milligramm beziehungsweise 1,4 Milligramm pro Tag bei älteren Jugendlichen und Erwachsenen an. Bei schwangeren und stillenden Frauen ist die wünschenswerte Zufuhr höher als sonst bei Frauen. In fünf Portionen Gemüse und Obst am Tag steckt ausreichend Vitamin B_6! Ein Beispiel:

- 150 g rote Paprika: 0,7 mg
- 200 g Brokkoli (gegart): 0,5 mg
- 100 g Karotte (gegart): 0,15 mg
- 1 Orange: 0,2 mg
- 25 g Haselnüsse: 0,2 mg

Welche Lebensmittel liefern Vitamin B_6?

Viele Lebensmittel liefern von Natur aus reichlich Vitamin B_6: Vollkorngetreide, Hasel- und Walnüsse, rote Paprika, Sardinen, Makrelen sowie Schweinefleisch. Auch Kartoffeln, Ge-

Referenzwerte für eine angemessene Zufuhr

Alter	Vitamin B_6 Milligramm (mg) pro Tag	
	männlich	**weiblich**
Säuglinge		
0 bis unter 4 Monate	0,1	
4 bis unter 12 Monate	0,3	
Kinder und Jugendliche		
1 bis unter 4 Jahre	0,6	
4 bis unter 7 Jahre	0,7	
7 bis unter 10 Jahre	1,0	
10 bis unter 13 Jahre	1,2	
13 bis unter 15 Jahre	1,5	1,4
15 bis unter 19 Jahre	1,6	1,4
Erwachsene		
ab 19 Jahre	1,6	1,4
Schwangere		
bis 3. Monat		1,5
ab 4. Monat		1,8
Stillende		1,6

Ausgewählte Lebensmittel mit hohem Gehalt

Angaben pro 100 g

Lebensmittel	Gehalt
Hefeflocken	2,5 mg
Sonnenblumenkerne	1,3 mg
Hummer (gegart)	1,0 mg
Banane (getrocknete)	0,9 mg
Rinderleber (gegart)	0,9 mg
Sardinen (gegart)	0,9 mg
Haselnuss	0,7 mg
Walnuss	0,6 mg
Makrelen (gegart)	0,6 mg
Paprika rot (roh), Weizenvollkornmehl	0,5 mg

müse und Obst leisten einen Beitrag zur Vitamin-B_6-Versorgung. Besonders viel des Vitamins steckt in Meeresfrüchten und Bierhefe.

Um das lichtempfindliche Vitamin zu schützen, sollten die Lebensmittel dunkel gelagert werden. Auch Hitze zerstört Vitamin B_6, beim Kochen kann fast die Hälfte verloren gehen.

Vitamin B_6 steckt – wie viele andere wertvolle Inhaltsstoffe – überwiegend in den Randschichten und im Keim des Getreidekorns. Deshalb ist Weißmehl arm an wertvollen Nährstoffen und Vollkornprodukte sind vorteilhaft.

Wie zeigt sich ein Mangel an Vitamin B_6?

Wie die meisten wasserlöslichen Vitamine, kann der Körper Vitamin B_6 nur begrenzt speichern. Wenn die Zufuhr über zwei bis sechs Wochen zu gering ist, sind die nutzbaren Vorräte aufgebraucht. Menschen, denen Vitamin B_6 fehlt, können eine Reihe von Symptomen entwickeln, darunter Blutarmut, juckende Hautausschläge, schuppige Lippen, rissige Mundwinkel und eine geschwollene Zunge. Andere Symptome eines sehr niedrigen Vitamin-B_6-Spiegels sind Depressionen, Verwirrung und ein schwaches Immunsystem. Säuglinge mit einem Mangel können reizbar werden oder ein extrem empfindliches Gehör oder Krampfanfälle entwickeln.

Wie bei den anderen B-Vitaminen auch, ist aber ein alleiniger, durch die Ernährung verursachter Vitamin-B_6-Mangel selten. Allerdings können Menschen, die regelmäßig orale Verhütungsmittel („die Pille") oder Medikamente gegen Epilepsie oder Asthma einnehmen, übermäßig viel Alkohol trinken (siehe Vitamin B_2, Seite 35) oder Krankheiten etwa an der Leber oder den Nieren haben, einen erhöhten Bedarf an Vitamin B_6 und damit ein erhöhtes Risiko für einen Mangel haben.

Der Vitamin-B_6-Status kann im Labor anhand einer Blutprobe überprüft werden. Dafür wird der Gehalt an einer aktiven Coenzymform des Vitamins, **dem Pyridoxal-5'-Phosphat, kurz PLP,** gemessen. Ein PLP-Spiegel von über 30 nmol/l zeigt eine gute Versorgung an. Von 20 bis 30 nmol/l ist er grenzwertig und unter 20 nmol/l auf jeden Fall zu niedrig.

Wie viel Vitamin B_6 ist zu viel?

Zu viel Vitamin B_6 über die Nahrung oder Getränke zu sich zu nehmen, ist quasi nicht möglich. Aber wer langfristig hohe Dosen von mehr als 100 Milligramm Vitamin B_6 pro Tag über Vitaminpräparate zu sich nimmt, riskiert Nebenwirkungen wie Nervenschäden, Hautveränderungen und Muskelschwäche.

Die Europäische Behörde für Lebensmittelsicherheit (EFSA) hat im Jahr 2023 tolerierbare Gesamtzufuhrmengen abgeleitet, die nicht dauerhaft überschritten werden sollten: für alle Erwachsenen 12 Milligramm pro Tag, für Kinder und Jugendliche je nach Körpergewicht zwischen 2,2 und 10,7 Milligramm pro Tag. Damit eine zur Ernährung hinzukommende Nährstoffaufnahme über Nahrungsergänzungsmittel nicht gefährlich wird, empfiehlt das Bundesinstitut für Risikobewertung (BfR), dass Nahrungsergänzungsmittel nicht mehr als 3,5 Milligramm Vitamin B_6 pro Tagesdosis enthalten sollten.

Ohne nachgewiesene Probleme mit der Versorgung sollten Sie weder hoch dosierte Vitamin-B_6-Präparate noch die möglicherweise sehr attraktiv erscheinenden und fast in jedem Supermarkt erhältlichen Vitamin-B-Komplex-Präparate einnehmen. Deren Vitamin-B-Gehalte liegen häufig weit über den Grenzwerten des BfR und es gibt aus einer großen Beobachtungsstudie in den USA Hinweise darauf, dass ihre Einnahme mit einem erhöhten Krebsrisiko zusammenhängen könnte. Die Mengen, die die Teilnehmenden der Studie einnahmen, bewegten sich mit mehr als 20 Milligramm Vitamin B_6 und mehr als 55 Mikrogramm Vitamin B_{12} im Hochdosisbereich.

Vitamin B_{12}

STECKBRIEF

- **Wichtig für:** Entwicklung der Zellen, Funktion von Nerven und Psyche
- **Gute Quellen:** Tierisches wie Fleisch, Fisch, Milch, Käse, Ei
- **Risiko für Unterversorgung:** Vegan Lebende, alte Menschen, chronisch Magen-Darm-Kranke, Medikamenteneinnahme

Vitamin B_{12} **ist sehr eigen,** wenn es darum geht, wie es sich vom Körper aufnehmen lässt: Es ist auf den **sogenannten Intrinsic Factor,** den der menschliche Magen produziert, angewiesen. Nur zusammen mit diesem Eiweißstoff lässt es sich von den Zellen des Dünndarms aufnehmen und verwerten.

Was ist Vitamin B_{12}?

Vitamin B_{12} ist nicht nur eine einzige Substanz: Es gibt chemisch ähnlich aufgebaute Stoffe, die im menschlichen Körper gleich wirken, und dafür ist Vitamin B_{12} ein Sammelbegriff. Fachleute sprechen auch von Cobalaminen. Dieser Name kommt von dem Cobaltatom, das die Mitte jeder der ringförmig aufgebauten Vitamin-B_{12}-Verbindungen bildet. Das Besondere an Vitamin B_{12}: Nur Lebensmittel, die von Tieren stammen, enthalten nennenswerte Mengen davon.

Wofür braucht der Körper Vitamin B_{12}?

Vitamin B_{12} macht es möglich, dass in unserem Körper wichtige Stoffe auf- und abgebaut werden können, so zum Beispiel Eiweißbausteine, Fettsäuren und unsere Erbsubstanz, die DNA. Denn dafür notwendige Enzyme funktionieren nur, wenn sie mit diesem Vitamin zusammenarbeiten: Das Vitamin B_{12} dient als sogenanntes Coenzym. So reguliert es – in Teamarbeit mit Folat (siehe Seite 72) und Vitamin B_6 (siehe Seite 40) – die Konzentration der Aminosäure Homocystein im Blut, ermöglicht unseren Zellen, insbesondere auch den Nervenzellen, sich zu teilen und zu entwickeln, und sorgt dafür, dass rote Blutkörperchen entstehen.

Wer braucht wie viel Vitamin B_{12}?

Während von klein auf mit dem Wachstum der Bedarf stetig ansteigt, sind Teenager wie Erwachsene mit 4 Mikrogramm Vitamin B_{12} pro Tag ausreichend versorgt. Ausnahmen sind Schwangere und Stillende: Sie brauchen mehr Vitamin B_{12} – 4,5 beziehungsweise 5,5 Mikrogramm pro Tag sollten es sein.

- Ein Ei enthält mit etwa 1 µg ein Viertel der angemessenen Zufuhr für Erwachsene, eine Portion Mozzarella (100 g) mit 2 µg bereits die Hälfte.

Referenzwerte für eine angemessene Zufuhr

Alter	Vitamin B_{12} Mikrogramm (µg) pro Tag
Säuglinge	
0 bis unter 4 Monate	0,5
4 bis unter 12 Monate	1,4
Kinder	
1 bis unter 4 Jahre	1,5
4 bis unter 7 Jahre	2,0
7 bis unter 10 Jahre	2,5
10 bis unter 13 Jahre	3,5
13 bis unter 15 Jahre	4,0
Jugendliche und Erwachsene	
ab 15 Jahre	4,0
Schwangere	4,5
Stillende	5,5

Welche Lebensmittel liefern Vitamin B_{12}?

Fleisch, Fisch, Eier und Milchprodukte sind gute Quellen für Vitamin B_{12}. Alle herkömmlichen pflanzlichen Lebensmittel – also Gemüse, Obst, Brot und so weiter – bringen nichts für die Vitamin-B_{12}-Versorgung. Der Hintergrund dazu: Der Mensch und andere Tiere sowie Pflanzen können Vitamin B_{12} nicht selbst herstellen. Nur Bakterien können das. Da auch die im Verdauungstrakt von Tieren natürlich vorkommenden Bakterien Vitamin B_{12} produzieren, kommt es in tierischen Lebensmitteln vor.

Die im menschlichen **Dickdarm angesiedelten Bakterien** bilden auch Vitamin B_{12}. Früher ging man davon aus, dass unser Körper damit nichts anfangen kann, weil im unteren Darmabschnitt der für die Aufnahme notwendige Intrinsic Factor fehlt. Neuere Studien zeigen jedoch, dass die Zellen des Dickdarms sehr wohl Vitamin B_{12} aufnehmen können – wie genau und wie viel, das muss weiter erforscht werden. Davon, dass die Dickdarmbakterien allein genug Vitamin B_{12} liefern, ist aber beim Menschen im Gegensatz zu anderen Tieren nicht auszugehen.

Unter den pflanzlichen Lebensmitteln enthalten nur fermentierte – also bakteriell vergorene – Produkte wie Sauerkraut oder Bier sowie auch bestimmte Meeresalgen oder Shiitakepilze Vitamin B_{12}, jedoch nur in Spuren. Daher ist eine für den Menschen bedarfsdeckende Versorgung allein durch pflanzliche Lebensmittel nicht möglich. Und deshalb sollten vegan lebende Menschen Vitamin B_{12} einnehmen. Das ist auch nötig, obwohl es eine Reihe von verarbeiteten Lebensmitteln gibt, die mit Vitamin B_{12} angereichert sind, etwa Soja- oder Haferdrinks, Frühstücksflocken oder Erfrischungsgetränke. Das gilt allerdings nicht für Bio-Produkte – die dürfen laut Gesetz nicht angereichert werden. Vitamin B_{12} ist relativ stabil und wird durch die Zubereitung der Lebensmittel kaum zerstört.

Wie zeigt sich ein Mangel an Vitamin B_{12}?

Fehlt Vitamin B_{12} in der Ernährung, macht sich das erst mal gar nicht bemerkbar. Meist tritt der Mangel an diesem Vitamin dann erst nach Monaten oder Jahren in Erscheinung. Denn die Leber speichert – relativ zur winzigen, benötigten Menge – reichlich Vitamin B_{12} und recycelt es. So gibt es im Allgemeinen auch keinen Vitamin-B_{12}-Mangel, der durch die Ernährung bedingt ist. Ausnahme: Vegan lebende Menschen, die keine tierischen Lebensmittel und damit kaum Vitamin B_{12} mit ihrer üblichen Ernährung aufnehmen. Sie riskieren einen Mangel, wenn sie das Vitamin nicht zusätzlich einnehmen.

Weil die Aufnahme von Vitamin B_{12} im Darm vom Intrinsic Factor aus dem Magen abhängig ist, kann es – unabhängig von der Zufuhr mit Lebensmitteln – zu einem Mangel kommen. Zum Beispiel, wenn der Magen entfernt wurde oder krank ist, etwa bei atrophischer Gastritis, einer Magenschleimhautentzündung. Auch, wenn Menschen einen Protonenpumpenhemmer – ein Medikament gegen zu viel Magensäure – einnehmen, kann der Körper das Vitamin nicht oder nur eingeschränkt nutzen.

Letztgenannte Umstände liegen häufig bei älteren Menschen vor, sodass sie gefährdet sind, mit Vitamin B_{12} unterversorgt zu sein. Auch Menschen mit Darmerkrankungen wie Zöliakie, Morbus Crohn oder Colitis ulcerosa könnten eher unterversorgt sein als Gesunde.

Fehlt Vitamin B_{12} im Körper, steigt der Homocysteinspiegel im Blut. Das ist schädlich für die Blutgefäße und kann zu Komplikationen durch Blutgerinnsel führen. Langfristig können Zellen sich bei fehlendem Vitamin B_{12} nicht mehr richtig teilen. Sind auch die Zellen im Knochenmark, wo das Blut gebildet wird, betroffen, kommt es zur Blutarmut, der Anämie. Diese beginnt mit unspezifischen Symptomen wie Müdigkeit, Herzklopfen und Blässe. Weitere Symptome des Vitaminmangels können neurologische sowie psychische Störungen wie schwaches Gedächtnis, Aufmerksamkeitsdefizite und depressive Verstimmungen sein.

Ausgewählte Lebensmittel mit hohem Gehalt

Angaben pro 100 g

Lebensmittel	Gehalt
Rinderleber (gegart)	65 µg
Krusten- und Schalentiere, z. B. Miesmuscheln	8 µg
Hering	9 µg
Lachs	4 µg
Emmentaler	3 µg
Hühnerei	2 µg
Salami	1,4 µg
Speisequark	0,8 µg
Joghurt	0,4 µg
Kuhmilch	0,4 µg

Da neurologische Schädigungen nicht wieder rückgängig zu machen sind, ist eine frühzeitige Diagnose eines Vitamin-B_{12}-Mangels wichtig. Dafür gibt es leider nicht einen einzigen zuverlässigen Parameter, aber die kombinierte Messung von Parametern im Blut (Vitamin B_{12}, Holotranscobalamin, Methylmalonsäure, Homocystein, siehe unten) kann bei einem Verdacht auf einen Mangel Hinweise geben. Allerdings gibt es unter Fachleuten bislang keine einheitliche Meinung darüber, wo jeweils die Grenzwerte zur Definition eines Mangels oder einer unzureichenden Versorgung liegen. Die Bestimmung des Vitamin-B_{12}-Spiegels allein kann allerdings irreführend sein, da die Blutspiegel erst deutlich sinken, wenn die Speicher schon nahezu entleert sind.

Bei einem Mangel an Vitamin B_{12} werden unter anderem Eiweißbausteine nicht richtig abgebaut. Es entsteht Methylmalonsäure. Der Körper reichert dieses Stoffwechselprodukt im Blut an und scheidet es mit dem Urin aus. Eine erhöhte Konzentration von Methylmalonsäure im Blut oder eine erhöhte Ausscheidung mit dem Urin (Fachleute sprechen von „Methylmalonylazidurie") ist deshalb ein Indikator eines Vitamin-B_{12}-Mangels. Auch das Holotranscobalamin, die aktive Transportform des Vitamin B_{12} im Blut, sowie der Homocysteinspiegel sind geeignete Marker für die Statusbestimmung, die bei dem Verdacht auf Mangel kombiniert gemessen werden sollten.

i Fachleute setzen aufgrund unterschiedlicher Messmethoden teilweise unterschiedliche Grenzwerte an, um einen Vitamin-B_{12}-Mangel zu definieren. Folgende Angaben dienen zur Orientierung, welche gleichzeitig gemessenen Blutwerte auf einen Mangel hindeuten: eine Konzentration der **Methylmalonsäure** von über 840 nmol, des **Holotranscobalamins** von unter 8,4 pmol und des **Homocysteins** von über 12 µmol pro Liter.

Kann Vitamin B_{12} schädlich sein?

Akute Nebenwirkungen durch Vitamin B_{12} aus Lebensmitteln oder Vitaminpräparaten sind – auch bei hohen Dosen – nicht bekannt.

Während man lange Zeit davon ausging, dass ein Zuviel an wasserlöslichen Vitaminen unproblematisch ist, weil es einfach wieder ausgeschieden wird, gibt es aus neueren Bevölkerungsstudien andere Hinweise: Es zeigt sich, dass ohne Anlass eingenommenes hoch dosiertes Vitamin B_{12} mit unerwünschten Wirkungen wie einem erhöhten Lungenkrebsrisiko verbunden sein könnte. Von der unspezifischen, dauerhaften Einnahme hoch dosierter Präparate mit über 25 Mikrogramm Vitamin B_{12} pro Tagesdosis, wie sie in unzähligen frei verkäuflichen Nahrungsergänzungsmitteln enthalten ist, ist daher abzuraten!

Wann ist die Ergänzung von Vitamin B_{12} sinnvoll?

Falls Sie sich vegan ernähren oder nur sehr wenig tierische Lebensmittel essen, sollten Sie auf jeden Fall ein Vitamin-B_{12}-Präparat einnehmen (siehe rechts) und Ihren Vitamin-B_{12}-Status regelmäßig ärztlich prüfen lassen. Auch im Alter oder wenn Sie an Magen oder Darm erkrankt sind oder Medikamente wie Metformin oder Protonenpumpenhemmer einnehmen, sollten Sie besonders auf ihren Vitamin-B_{12}-Status achten. Das heißt, Sie sollten ihn regelmäßig überprüfen lassen und nach ärztlicher Rücksprache gegebenenfalls ein Vitamin-B_{12}-Präparat einnehmen. Wenn das Kapselschlucken bei akutem Mangel oder bei gestörter Aufnahme über den Darm nur bedingt helfen kann, kann das Vitamin auch kurzfristig beziehungsweise dauerhaft per Injektion verabreicht werden, da der Darm keine ausreichende Menge aufnehmen kann. Wenn Sie aber soweit gesund sind und sich abwechslungsreich und mit tierischen Lebensmitteln ernähren, ist das nicht nötig. Mehr Vitamin B_{12} einzunehmen, hat in diesem Fall keinen zusätzlichen gesundheitlichen Nutzen.

Bei **veganer Ernährung richtig supplementieren:** Sofern kein Mangel besteht, sollte sich die Dosierung zwischen der Zufuhrempfehlung der DGE von 4 µg pro Tag und der Höchstmengenempfehlung des BfR von 25 µg pro Tag bewegen. Damit Vitamin B_{12} besser vom Körper aufgenommen werden kann (besser bioverfügbar ist), sollte zwischen der Einnahme des Vitaminpräparats und einer Mahlzeit ein zeitlicher Abstand von einer Stunde eingehalten werden. Für Vitaminpräparate und zur Anreicherung von Lebensmitteln wird Vitamin B_{12} synthetisch hergestellt. Dies ist auch für vegan lebende Menschen unproblematisch. Außerdem können vegan lebende Menschen ihren Vitamin-B_{12}-Status durch Zähneputzen mit Vitamin-B_{12}-angereicherter Zahnpasta verbessern, da das Vitamin aus der Mundhöhle in den Blutkreislauf gelangt.

Biotin

STECKBRIEF

- **Wichtig für:** Energiegewinnung, Zellwachstum, DNA-Stabilität
- **Gute Quellen:** Innereien, Eigelb, Nüsse, Sonnenblumenkerne, Sojabohnen, Haferflocken, Pilze
- **Risiko für Unterversorgung:** Verzehr von viel rohem Eiklar, Alkoholmissbrauch, Rauchen, Medikamenteneinnahme

Was ist Biotin?

Biotin ist ein wasserlösliches B-Vitamin, das in vielen Lebensmitteln enthalten ist. Selten wird es auch noch Vitamin B_7 oder Vitamin H (für Haut und Haare) genannt, aber diese Namen sind nicht mehr gebräuchlich.

In den 1940er-Jahren wurde Biotin im Zusammenhang mit rohen Eiern bekannt. Forschende stellten fest: Wer über längere Zeit regelmäßig rohe Eier isst, entwickelt einen Biotinmangel. Der Grund dafür ist der Eiweißstoff Avidin, der im rohen Eiklar enthalten ist. Avidin bindet Biotin, sodass der Körper es nicht aufnehmen kann. Hitze inaktiviert das Avidin jedoch. Daher ist die Aufnahme von Biotin aus einem gekochten oder anderweitig gegarten Ei kein Problem. Problematisch kann es bei dem Trend der sogenannten Paläo-Diät werden, bei der die Menschen Lebensmittel möglichst roh und unverarbeitet essen sollen und Rezepte häufig rohe Eier enthalten.

Wofür braucht der Körper Biotin?

Biotin ist ein Coenzym von zentralen Enzymen des Stoffwechsels. So hilft es dem Körper bei der Umwandlung der Makronährstoffe aus der Nahrung und ist daran beteiligt, dass er die benötigte Energie gewinnen kann. Auch für das Wachstum der Zellen und die Reparatur und die Stabilität der DNA braucht der Körper Biotin.

Wer braucht wie viel Biotin?

Die wünschenswerte Zufuhr steigt von 4 Mikrogramm pro Tag für Säuglinge auf 40 Mikrogramm pro Tag für Jugendliche und Erwachsene. Eine Schwangerschaft erhöht den Bedarf vermutlich nicht. Stillende sollten mehr Biotin aufnehmen, nämlich 45 Mikrogramm pro Tag, da sie das Vitamin mit der Frauenmilch abgeben.

- 1 Spiegelei (12 µg), 200 g Spinat (15 µg) und 25 g Sonnenblumenkerne (14 µg) liefern zusammen 41 µg Biotin.

Welche Lebensmittel liefern Biotin?

Viel Biotin steckt in Innereien, in Bierhefe, in Eigelb, Nüssen und Sonnenblumenkernen sowie Sojabohnen, Haferflocken und Pilzen. Milch und Milchprodukte enthalten nicht so viel Biotin (Kuhmilch 4 µg/100 g), leisten aber wegen der konsumierten Menge einen guten Beitrag zur Biotinversorgung. Auch angereicherte Mehrfruchtsäfte sind bei den üblichen Ess- und Trinkgewohnheiten eine Hauptquelle für Biotin. Biotin kann durch unsere Darmbakterien gebildet werden, aber vermutlich trägt das nicht zu unserer Versorgung bei.

Referenzwerte für eine angemessene Zufuhr

Alter	Biotin Mikrogramm (µg) pro Tag
Säuglinge	
0 bis unter 4 Monate	4
4 bis unter 12 Monate	6
Kinder	
1 bis unter 4 Jahre	20
4 bis unter 10 Jahre	25
10 bis unter 15 Jahre	35
Jugendliche und Erwachsene	
ab 15 Jahre	40
Schwangere	40
Stillende	45

Wie zeigt sich ein Mangel an Biotin?

Bei einem Biotinmangel kann es zu Symptomen wie Ekzemen der Haut, Haarausfall, beeinträchtigtem Immunsystem und gestörtem Nervensystem etwa mit Koordinationsstörungen, Schläfrigkeit und Empfindungsstörungen kommen. Bei den Kleinen kann ein Biotinmangel das Wachstum verzögern.

Ausgewählte Lebensmittel mit hohem Gehalt

Angaben pro 100 g

Lebensmittel	Gehalt
Rinderleber (gegart)	121 µg
Kalbsniere (gegart)	81 µg
Haselnuss	62 µg
Sonnenblumenkerne	56 µg
Walnuss	36 µg
Eier	25 µg
Sojabohnen	23 µg
Haferflocken	20 µg
Champignon (gegart)	15 µg
Pfifferling (gegart)	14 µg

Die meisten Menschen erhalten ausreichend Biotin über ihre Lebensmittel, sodass ein Mangel selten ist. Probleme mit einer ausreichenden Biotinversorgung können jedoch vorkommen, wenn Menschen für längere Zeit täglich mehrere rohe Eier essen, alkoholabhängig sind, rauchen oder Medikamente gegen epileptische Anfälle einnehmen. Des Weiteren kann es einen vererbten genetisch bedingten Biotinmangel geben, bei dem ein für die Biotinverwertung notwendiges Enzym fehlt, zum Beispiel die Biotinidase.

Neugeborene werden immer auf einen **Mangel an Biotinidase untersucht,** da eine frühzeitige Behandlung der angeborenen Stoffwechselstörung Folgeschäden und einen tödlichen Verlauf verhindert. Betroffene müssen lebenslang Biotin in einer sehr hohen Dosis von 5 bis 20 mg pro Tag einnehmen.

Der Normalbereich für Biotin im über 24 Stunden gesammelten Urin beträgt 8 bis 77 Nanomol. Bei unzureichendem Biotinstatus nimmt die mit dem Urin ausgeschiedene Menge an Biotin und einigen seiner Stoffwechselprodukte rasch ab. Im Gegensatz dazu bleiben die Blutwerte lange unverändert. Bislang gibt es keine einheitlichen Analysemethoden und Beurteilungskriterien, um einen mangelhaften oder ausreichenden Biotinstatus zu definieren. Laut Deutscher Gesellschaft für Ernährung scheint die kombinierte Messung verschiedener Parameter sinnvoll, zum Beispiel die Messung der Aktivität biotinabhängiger Enzyme anhand von Blutproben und der Gehalt von

3-Hydroxy-Isovaleriansäure im Urin, der bei fehlendem Biotin ansteigt.

Kann viel Biotin schädlich sein?

Schädliche Nebenwirkungen einer Überdosierung von Biotin sind nicht bekannt (bis zu 20 Milligramm pro Tag) und Sicherheitsbehörden haben keine tolerierbare Obergrenze festgelegt. Zu beachten ist, dass die Einnahme eines biotinhaltigen Präparats Laborwerte verfälschen kann, etwa bei der Diagnose eines Herzinfarkts. Deshalb ist es wichtig, das Personal bei Labortests über die aktuelle oder kürzlich erfolgte Einnahme von biotinhaltigen Produkten zu informieren.

Glänzendes Haar dank Biotin?

Eine ausreichende Versorgung mit Biotin ist für Haut und Haare wichtig. „Biotin trägt zur Erhaltung normaler Haut bei" und „Biotin trägt zur Erhaltung normaler Haare bei" sind wissenschaftlich erwiesene und in der Europäischen Union zugelassene gesundheitsbezogene Aussagen zu diesem B-Vitamin. Hersteller von verarbeiteten Lebensmitteln oder Nahrungsergänzungsmitteln dürfen unter definierten Bedingungen damit werben. Das heißt aber nicht, dass es sinnvoll ist, angereicherte Lebensmittel oder Nahrungsergänzungsmittel zu kaufen. Denn die mit einer ausgewogenen Ernährung aufgenommene Menge ist ausreichend. Somit bringt eine Extradosis auch nicht die oft suggerierte Extrawirkung auf die „Schönheit von Haut und Haar". In Bezug auf die Nägel ist eine Aussage zu Biotin erst gar nicht zugelassen – was aber nicht vor entsprechenden Werbeversprechen schützt.

Vitamin C

STECKBRIEF

- **Wichtig für:** Aufbau von Knochen, Zähnen und Bindegewebe, Wundheilung, Immunabwehr, antioxidativer Schutz
- **Gute Quellen:** Gemüse und Obst, Kartoffeln
- **Risiko für Unterversorgung:** Mehrfach erkrankte ältere Menschen, Hämodialyse, Rauchen

Was ist Vitamin C?

Das wasserlösliche Vitamin ist auch unter dem Namen Ascorbinsäure bekannt. Die meisten Pflanzen und Tiere können Vitamin C aus dem Zucker Glukose selbst herstellen. Daher ist Vitamin C in unseren Lebensmitteln weit verbreitet. Den Menschen – sowie auch Meerschweinchen und einigen weiteren Spezies – fehlt aber ein dafür notwendiges Enzym. Deshalb sind wir auf Vitamin C aus der Nahrung angewiesen.

Wofür braucht der Körper Vitamin C?

Der Körper braucht Vitamin C, um Knochen, Zähne und das Bindegewebe aufzubauen. Denn ein wichtiger Bestandteil dieser Strukturen, das Kollagen, kann er nur mit Vitamin C produzieren. Er braucht es auch, um Wunden zu heilen und die Immunabwehr zu unterstützen. Außerdem schützt das Vitamin C die Zellen und Moleküle des Körpers durch seine antioxidative Wirkung vor Schäden durch freie Radikale (siehe Seite 67). Und das Vitamin C hilft dem Körper, das Spurenelement Eisen aus pflanzlichen Lebensmitteln besser nutzen zu können und weniger krebsauslösende Stoffe, die Nitrosamine, im Verdauungstrakt entstehen zu lassen.

Wer braucht wie viel Vitamin C?

Es hängt zunächst vom Alter und dann ab der Jugend auch vom Geschlecht ab, wie viel Vitamin C ein Mensch braucht. So sind die Referenzwerte für die tägliche Zufuhr von Vitamin C mit 20 Milligramm bei Säuglingen und Kleinkindern am niedrigsten und bei Erwachsenen mit 110 Milligramm für Männer am höchsten. Bei Frauen beträgt der Referenzwert 95 Milligramm pro Tag. Es sei denn, sie sind schwanger oder stillen. Dann sollten sie mehr aufnehmen, da der Bedarf in Schwangerschaft und Stillzeit erhöht ist. Und: Wer raucht, setzt mehr Vitamin C um und sollte mehr aufnehmen: Männer 155 Milligramm und Frauen 135 Milligramm pro Tag.

- Mehr als den mit 155 mg höchsten Referenzwert für Vitamin C liefern bereits eine halbe rote Paprika (75 g) und ein kleines Glas Orangensaft (125 ml).

Welche Lebensmittel liefern Vitamin C?

Die besten natürlichen Vitamin-C-Quellen sind Gemüse und Obst und aus ihnen hergestellte Produkte wie Säfte. Beispiele sind Sanddornbeeren, Gemüsepaprika, schwarze Johannisbeeren und Petersilie, die alle mit über 100 Milligramm Vitamin C pro 100 Gramm besonders Vitamin-

Referenzwerte für eine angemessene Zufuhr

Alter	Vitamin C Milligramm (mg) pro Tag	
	männlich	**weiblich**
Säuglinge		
0 bis unter 4 Monate	20	
4 bis unter 12 Monate	20	
Kinder		
1 bis unter 4 Jahre	20	
4 bis unter 7 Jahre	30	
7 bis unter 10 Jahre	45	
10 bis unter 13 Jahre	65	
13 bis unter 15 Jahre	85	
Jugendliche und Erwachsene		
15 bis unter 19 Jahre	105	90
ab 19 Jahre	110	95
Rauchende	155	135
Schwangere		
ab 4. Monat		105
Stillende		125

Ausgewählte Lebensmittel mit hohem Gehalt

Angaben pro 100 g

Lebensmittel	Gehalt
Acerolakirsche	1700 mg
Hagebutte	1250 mg
Sanddornbeeren	450 mg
Johannisbeeren (schwarz)	177 mg
Petersilie	159 mg
Paprika (rot)	140 mg
Meerrettich	114 mg
Brokkoli (gegart)	73 mg
Zitrusfrüchte	45–50 mg
Kartoffeln (gekocht)	22 mg

C-reich sind. Davon essen wir meist nicht so viel, aber es gibt auch noch andere gute Vitamin-C-Lieferanten wie Zitrusfrüchte, Kartoffeln, Kohl, Spinat und Tomaten.

Daneben enthalten verarbeitete Lebensmittel – auch Fleisch- und Wurstwaren – Vitamin C. Ihnen ist Vitamin C als Zusatzstoff zugesetzt, etwa um sie haltbar zu machen und die ursprüngliche Farbe zu erhalten.

Wie viel Vitamin C letztlich (noch) in einem bestimmten Lebensmittel steckt, ist sehr variabel: Angefangen beim Erntezeitpunkt über den Transport, die Dauer und Art der Lagerung bis hin zum Verarbeiten in der Küche gibt es nämlich viele Einflussfaktoren auf den Vitamin-C-Gehalt. Denn Vitamin C ist besonders sensibel – kommt es mit Sauerstoff, hohen Temperaturen oder Wasser in Kontakt, geht dem Lebensmittel viel davon verloren. Längeres Kochen oder Warmhalten kann das Vitamin komplett zerstören. Blanchieren oder Tiefgefrieren hingegen kann den Abbau des Vitamins verringern.

Wie zeigt sich ein Mangel an Vitamin C?

Der Körper hat kein spezifisches Speicherorgan für Vitamin C. Bei unzureichender Versorgung kann es nach wenigen Monaten zu unspezifischen Symptomen wie Kopfschmerzen, Müdigkeit, Schwäche, schlechter Wundheilung und erhöhter Infektanfälligkeit kommen. Diese Symptome können jedoch viele andere Ursachen haben.

Ein schwerer Mangel führt zu Blutungen der Haut, Muskulatur, Schleimhäute und der inneren Organe sowie zu Zahnfleischbluten und

Zahnausfall. Das sind die Symptome der Mangelkrankheit Skorbut. Daran litten früher vor allem Menschen im Winter und Seeleute, die lange ohne frische Lebensmittel auf See waren. In industrialisierten Ländern kommt ein solcher Vitamin-C-Mangel praktisch nicht mehr vor.

Die **Vitamin-C-Mangelkrankheit Skorbut** hieß früher auch „Scharbock". Darunter litten die Menschen vor allem im Winter, wenn es kein frisches Obst und Gemüse gab. Abhilfe schafften dann die Blätter des Scharbockskrauts, die als erstes Grün austrieben – sie sind reich an Vitamin C. Und deshalb heißt Vitamin C auch Ascorbinsäure – es wirkt gegen Skorbut.

Manche Menschen können jedoch schlecht mit Vitamin C versorgt sein, zum Beispiel wegen einseitiger Lebensmittelauswahl oder erhöhtem Bedarf etwa aufgrund von Stress oder Rauchen. Auch mehrfach erkrankte ältere Menschen, Menschen unter Hämodialyse, mit Krebskrankheit oder mit massiver Störung der Verdauung haben einen erhöhten Bedarf.

Würden Säuglinge allein mit abgekochter Kuhmilch ernährt werden – was heute kaum noch vorkommen sollte – hätten auch sie ein hohes Risiko, da der Vitamin-C-Gehalt abgekochter Milch gering ist. Auch genetische Ursachen können zu einem schlechten Vitamin-C-Status führen, weil zum Beispiel Transportproteine des Vitamins verändert und infolgedessen Blut- und Gewebespiegel erniedrigt sind.

Auch Medikamente können die Vitamin-C-Versorgung negativ beeinflussen: Bei einer regelmäßigen Einnahme von Acetylsalicylsäure, dem bekannten Schmerzmittel, scheidet der Körper mehr Vitamin C aus, und auch orale Kontrazeptiva („die Pille") können den Vitamin-C-Blutspiegel senken. Ob das bei gesunden, ausgewogen ernährten Menschen aber überhaupt klinisch relevant ist, ist fraglich.

Ein geeigneter Parameter, um den Vitamin-C-Status zu beurteilen, ist die **Ascorbatkonzentration im Blutplasma.** Nüchtern gemessen, gilt sie ab 50 µmol/l als adäquat. Zwischen 10 und 50 µmol/l zeigt sie einen suboptimalen Status an.

Wie viel Vitamin C ist zu viel?

Eine extrem hohe Einnahme von 3000 bis 4000 Milligramm Vitamin C pro Tag kann zu vorübergehenden Beschwerden wie Übelkeit und Durchfall führen. Ansonsten scheint der Körper gesunder Menschen mit zu viel Vitamin C keine Probleme zu haben – der Körper scheidet den Überschuss wieder aus. Die Europäische Behörde für Lebensmittelsicherheit (EFSA) gibt keine gesundheitlich tolerierbare Gesamtzufuhrmenge für Vitamin C an. Ihr ist die Datenbasis dafür zu schwach. Sie weist jedoch darauf hin, dass die verfügbaren Daten aus Studien an Menschen darauf hindeutet, dass eine tägliche Supplementation von bis zu etwa 1000 Milligramm Vitamin C zusätzlich zur Ernährung keine schädlichen Nebenwirkungen mit sich bringt.

Nur Menschen mit Nierenschäden, mit Vorbelastung für Harn- oder Nierensteine oder mit Störungen der Verwertung von Nahrungseisen gehören zu potenziell gefährdeten Gruppen mit einem erhöhten Risiko für schädliche Nebenwirkungen erhöhter Vitamin-C-Zufuhren. Zufuhrmengen von bis zu 1000 Milligramm pro Tag sind jedoch auch für sie ohne schädliche Nebenwirkungen tolerierbar.

Bei Menschen mit einer Erkrankung namens Hämochromatose, bei der der Körper zu viel Eisen speichert, können hohe Vitamin-C-Dosen die Eisenüberladung verschlimmern und das Körpergewebe schädigen.

Stärkt eine Extradosis Vitamin C das Immunsystem?

In der Europäischen Union erlaubt ist die Aussage „Vitamin C trägt zu einer normalen Funktion des Immunsystems bei", sofern die Tagesration oder 100 Gramm beziehungsweise 100 Milliliter des Produkts mindestens 15 Prozent des europäischen Referenzwertes für die tägliche Zufuhr des Nährstoffs liefert. Aber: Die Tatsache, dass Hersteller damit werben dürfen, bedeutet nicht automatisch, dass das Produkt, beispielsweise ein Nahrungsergänzungsmittel, sinnvoll ist. Vitamin C und andere Mikronährstoffe, für die Aussagen zur Immunfunktion zugelassen sind (Vitamine A, B_6, B_{12}, C, D und Folsäure sowie Zink, Eisen, Selen und Kupfer), nehmen die meisten Menschen in ausreichender Menge über die tägliche Ernährung auf.

Vitamin-C-Präparate haben insbesondere in der Erkältungssaison Hochkonjunktur. Dahinter steckt die Hoffnung, sich mit der Einnahme vor Erkältung zu schützen. Doch das Schlucken von Vitamin C in hohen Dosen (über 200 mg pro Tag) kann Erkältungen in der allgemeinen Bevölkerung nicht vorbeugen. Lediglich bei körperlich stark belasteten Menschen, wie etwa bei einem Marathonlauf, oder in kalter Umgebung, wie zum Beispiel beim Skifahren, könnte die Einnahme eines Vitamin-C-Präparats gerechtfertigt sein – sie erkranken dadurch seltener.

Wer Gemüse und Obst isst – idealerweise fünf Portionen am Tag –, nimmt ausreichend Vitamin C zu sich. Eine Nahrungsergänzung ist nicht erforderlich, zumal das Vitamin auch als Zusatzstoff in verarbeiteten Produkten sowie in angereicherten Lebensmitteln steckt. Und zumal der Körper umso weniger davon nutzen kann, je höher die Dosis ist.

Vitamin D

STECKBRIEF

- **Wichtig für:** Knochengesundheit, Muskelkraft, Immunabwehr
- **Gute Quelle:** Sonnenlicht
- **Risiko für Unterversorgung:** Fehlendes Sonnenlicht, dunkle Hautfarbe, ältere Menschen, Säuglinge, starkes Übergewicht

Was ist Vitamin D?

Eigentlich ist es kein Vitamin, denn der menschliche Körper kann es selbst herstellen. Und zwar dann, wenn Sonnenstrahlen mit einer bestimmten Lichtintensität auf die Haut treffen. Deshalb spricht man beim fettlöslichen Vitamin D auch vom Sonnenvitamin oder vom Vitamin-D-Hormon. Die körpereigene Produktion ist eine viel bessere Quelle für Vitamin D als die Ernährung. Denn die meisten Lebensmittel enthalten kaum Vitamin D. Der Haken an der Sache mit der Eigenproduktion ist, dass die Sonne in unseren Breiten nicht immer stark genug scheint – und wenn doch, müssen wir uns vor Sonnenbrand schützen.

Wie viel Vitamin D der Körper bildet, kann von Mensch zu Mensch sehr unterschiedlich sein. Dunkler oder heller Hauttyp, jung oder alt, Wolken oder klarer Himmel, Mittag oder Nachmittag, Sommer oder Winter, Berlin oder Barcelona – all das beeinflusst, wie viel Vitamin D der Körper bilden kann. Kleidung und Sonnenschutzmittel auf der Haut hemmen die Eigenproduktion.

So bleiben nur grobe Angaben zur Orientierung: Wir wissen, dass es hierzulande vom Frühling bis zum Herbst möglich ist, genug Vitamin D selbst zu produzieren. Dafür kann es schon ausreichen, Gesicht, Hände und Teile von Armen und Beinen unbedeckt und ohne Sonnenschutz zwei- bis dreimal pro Woche für einige Minuten der Sonne auszusetzen. Mit dem in den hellen Monaten produzierten Vitamin D kann der Körper im Fett- und Muskelgewebe Reserven für den Winter anlegen. Über den Winter entleerte Speicher können sich ab dem Frühjahr wieder füllen.

Vitamin D **durch künstliche Sonne?** Den Vitamin-D-Status im Solarium aufzupeppen, ist keine gute Idee. Zum einen kann es sein, dass das Kunstlicht nur UVA- und nicht die für Vitamin D notwendige UVB-Strahlung hat. Zum anderen erhöhen Besuche des Solariums das Hautkrebsrisiko durch die UV-Strahlung.

Wofür braucht der Körper Vitamin D?

Vitamin D ist DAS Knochenvitamin. Der Körper kann die Knochen nur dann gut entwickeln und gesund halten, wenn genug Vitamin D vorhanden ist. Denn das Vitamin D reguliert den Stoffwechsel der für harte Knochen wichtigen Mineralstoffe Calcium und Phosphat. Zum Beispiel sorgt Vitamin D dafür, dass der Körper Calcium gut aufnehmen und im Knochen halten kann. Wenn dem Körper jedoch Calcium fehlt, entlässt Vitamin D es aus dem Knochen, damit immer genug Calcium im Blut ist – der Knochen wird zugunsten der Blutwerte abgebaut. Damit Vitamin D optimal auf die Knochengesundheit wirken kann, ist eine ausreichende Calciumzufuhr notwendig (siehe Seite 94).

Vitamin D stärkt auch die Muskelkraft. So kann eine ausreichende Vitamin-D-Versorgung dazu beitragen, Stürzen, Knochenbrüchen und Kraftverlust im höheren Alter vorzubeugen.

Außerdem trägt das Sonnenvitamin zu einem gut funktionierenden Immunsystem bei und wirkt gegen Entzündungen. Auch an zahlreichen anderen Stoffwechselvorgängen im Körper ist es beteiligt. Wie das Vitamin A (siehe Seite 24) beeinflusst auch Vitamin D im Zellkern die Übersetzung der Gene in Eiweißmoleküle.

Schützt die Einnahme von Vitamin D vor Krankheiten?

Die COVID-19-Pandemie hat dem Hype um Vitamin-D-Präparate Aufwind gegeben. Im Internet kursieren Meldungen, dass Vitamin D vor einer Infektion mit dem Corona-Virus

Referenzwerte für eine angemessene Zufuhr

Alter	Vitamin D	
	Mikrogramm (µg) pro Tag	Internationale Einheiten (IE) pro Tag
Säuglinge		
0 bis unter 12 Monate	10	400
Kinder		
1 bis unter 15 Jahre	20	800
Jugendliche und Erwachsene		
ab 15 Jahre	20	800
Schwangere	20	800
Stillende	20	800

Gebräuchliche Einheiten für Vitamin D sind Mikrogramm (µg) und Internationale Einheiten (IE). Fürs Umrechnen gilt: 1 µg = 40 Internationale Einheiten (IE); 1 IE = 0,025 µg

schütze oder den Verlauf der Erkrankung abschwäche. Auch ein Schutz vor chronischen Krankheiten wie Krebs, Herzkrankheiten und Diabetes wird diskutiert. Wissenschaftlich belegt ist das bislang aber nicht. Die derzeit vorliegenden Studien weisen zwar darauf hin, dass ein unzureichender Vitamin-D-Status mit einem erhöhten Risiko für akute Atemwegsinfektionen oder für chronische Krankheiten zusammenhängen könnte. Aber es gibt keine ausreichenden Beweise für den Nutzen der Vitamin-D-Einnahme bei Menschen, die keinen Vitamin-D-Mangel haben.

Wer braucht wie viel Vitamin D?

Vitamin D ist – wie beschrieben – ein Sonderling unter den Vitaminen. Deshalb kann man nicht pauschal sagen, wer wie viel davon braucht. Wie viel jemand braucht, hängt davon ab, wie viel er selbst produziert.

Menschen, die sich häufig in der Sonne aufhalten, können die dafür erforderlichen Vitamin-D-Mengen selbst bilden. Menschen, denen die Eigenproduktion komplett fehlt (siehe 64), müssen schätzungsweise 20 Mikrogramm Vitamin D aufnehmen, um den wünschenswerten Vitamin-D-Status zu erreichen. Da die üblichen Lebensmittel nur einen Bruchteil davon liefern (siehe rechts), müssen sie dafür ein Vitamin-D-Präparat einnehmen.

Das Ziel ist es, den für gesunde Knochen optimalen Vitamin-D-Spiegel im Blut zu erreichen. Das Maß dafür ist die **Konzentration des sogenannten 25-Hydroxyvitamin-D im Blutserum**. Je nach Einheit gibt es dafür zwei unterschiedliche Werte: Sie sollten mindestens 50 nmol/l beziehungsweise 20 ng/ml betragen.

Für Säuglinge empfehlen die Fachgesellschaften 10 Mikrogramm pro Tag. Diese Dosis erhalten die Kleinen im ersten Lebensjahr beziehungsweise bis zum zweiten erlebten Frühsommer in Form einer Vitamin-D-Tablette zur Rachitisprophylaxe. Im zweiten Lebensjahr sollte die Prophylaxe in den Wintermonaten fortgeführt werden (siehe Tabelle links). Fehlt die Eigenproduktion durch Sonne ganzjährig, beispielsweise weil jemand nicht oder nur komplett bekleidet in die Sonne geht, kann die erforderliche Zufuhr nur über Vitamin-D-Tabletten erreicht werden.

Welche Lebensmittel liefern Vitamin D?

Von Natur aus enthalten die meisten Lebensmittel kaum Vitamin D. Insgesamt liefern die in Deutschland üblicherweise verspeisten Lebensmittel im Schnitt nur 2 bis 4 Mikrogramm Vitamin D pro Tag. Nennenswerte Mengen bieten zum Beispiel fetter Seefisch wie Lachs, Hering und Makrele und in geringerem Maße Leber, Eier und Pilze. Auch Margarine liefert Vitamin D, weil Hersteller sie damit anreichern. Dabei bieten tierische und pflanzliche Lebensmittel eine unterschiedliche Form des Vitamins: Tierische Lebensmittel liefern das Vitamin D_3 (Cholecalciferol) und pflanz-

Ausgewählte Lebensmittel mit hohem Gehalt

Angaben pro 100 g

Lebensmittel	Gehalt
Hering	25 µg
Anchovis	22 µg
Forelle	19 µg
Hühnerei	2,9 µg
Margarine	2,5–7,5 µg
Pfifferlinge	2,1 µg
Champignons	1,9 µg
Rinderleber	1,7 µg
Gouda (45 % Fett i. Tr.)	1,3 µg
Butter	1,2 µg

liche Lebensmittel das Vitamin D_2 (Ergocalciferol). Die pflanzliche Variante kann der Körper nicht ganz so gut aufnehmen. Für vegan lebende Menschen ist es daher interessant, dass es neuerdings Brot mit Vitamin-D-Hefe und UV-bestrahlte Pilze gibt, die besonders viel Vitamin D_2 liefern.

Wie zeigt sich ein Mangel an Vitamin D?

Bei einem Mangel an Vitamin D lagern die Knochen Mineralstoffe nicht richtig ein oder verlieren sie. Die Knochen können weich werden, was bei Kindern Rachitis und bei Erwachsenen Osteomalazie heißt. Besonders bei älteren Menschen kann ein Vitamin-D-Mangel dazu führen, dass die Knochen brüchig werden (zur sogenannten Osteoporose).

Von einem Vitamin-D-Mangel geht man aus, wenn die Konzentrationen des Markers **25-Hydroxyvitamin-D im Blutserum** unterhalb von 30 nmol/l liegt. Dies entspricht 12 ng/ml Serum. Der Bereich von 30 bis 50 nmol/l charakterisiert eine unzureichende Versorgung, die hinsichtlich der Vorbeugung von Knochenbrüchen nicht optimal ist.

Der Vitamin-D-Status sollte bei begründetem Verdacht auf eine Mangelsituation oder bei Risikopersonen gemessen werden. Zu den Menschen, die ein erhöhtes Risiko für eine unzureichende Versorgung mit Vitamin D haben, zählen

- Menschen, die sich kaum oder gar nicht oder ausschließlich mit Sonnenschutz im Freien aufhalten (können).
- Menschen, die – etwa aus kulturellen oder religiösen Gründen – nur mit vollständig bedecktem Körper nach draußen gehen.
- Menschen mit einer dunklen Hautfarbe, da sie weniger Vitamin D bilden können als Menschen mit heller Haut. Das liegt am erhöhten Melaningehalt in der dunklen Haut, der die UVB-Strahlen der Sonne abhält.
- ältere Menschen im Alter von über 65 Jahren, da ihre Haut weniger Vitamin D bilden kann als die jüngerer Menschen. Außerdem sind sie häufiger in ihrer Mobilität eingeschränkt, krank oder pflegebedürftig, sodass sie sich möglicherweise selten oder gar nicht im Freien aufhalten können. Dann tritt eine behandlungsbedürftige Unterver-

sorgung oder ein Mangel an Vitamin D leicht auf.

- Säuglinge, weil die Frauenmilch nur sehr wenig Vitamin D enthält und weil sie wegen des noch fehlenden hauteigenen Schutzmechanismus grundsätzlich nicht direkter Sonne ausgesetzt werden sollen. Deshalb bekommen sie die Vitamin-D-Tablette.
- Menschen mit starkem Übergewicht. Möglicherweise liegt das daran, dass das größere Fettgewebe mehr Vitamin D einlagert. Vielleicht ist aber auch ein Lebensstil mit wenig Sonnenlicht auf der Haut ein Grund dafür.

Wie viel Vitamin D ist zu viel?

Eine zu hohe Vitamin-D-Zufuhr kann schädlich sein. Zu Überdosierungen und damit verbundenen unerwünschten Wirkungen kann es bei dauerhafter Zufuhr von über 100 Mikrogramm pro Tag bei Erwachsenen beziehungsweise von 50 Mikrogramm bei Kindern bis zehn Jahre kommen. So hohe Mengen sind nur durch übermäßige Einnahme von Vitamin-D-Präparaten erreichbar. Man kann nicht zu viel Vitamin D aus der Sonne aufnehmen, da die Haut nur begrenzt Vitamin D bildet.

Zu hohe Dosen von Vitamin D führen zu sehr hohen Vitamin-D-Spiegeln im Blut, die zum Beispiel Übelkeit, Erbrechen, Muskelschwäche, Schmerzen, übermäßiges Wasserlassen und Durst sowie Nierensteine verursachen. Extrem hohe Vitamin-D-Spiegel (über 375 Nanomol pro Liter oder 150 Nanogramm pro Milliliter) können zu Nierenversagen, Herzrhythmusstörungen und sogar zum Tod führen.

In den Fällen, in denen Vitamin D bei einer Krankheit wie Osteomalazie oder Hypoparathyreoidismus als Arzneimittel ärztlich verordnet ist, kann auch eine höhere als die bereits genannte maximal tolerierbare Zufuhrmenge angezeigt sein. Während der Behandlung mit Vitamin D ist es jedoch wichtig, die Calciumwerte im Blut und Urin zu verfolgen.

Sind Vitamin-D-Präparate sinnvoll?

Laut Deutscher Gesellschaft für Ernährung (DGE) können Menschen eine gute Vitamin-D-Versorgung ohne die Einnahme von Präparaten erreichen. Dafür müssen sie sich ausreichend und mit entsprechender Sonnenbestrahlung der Haut im Freien aufhalten und ausgewogen ernähren. Ein- bis zweimal pro Woche sollte fetter Seefisch aus nachhaltiger Fischerei, der gleichzeitig auch Jod (siehe Seite 136) enthält, Vitamin D liefern. Die DGE rät außerdem, sowohl im Sommer als auch im Winter oft an die frische Luft zu gehen. Denn auch die körperliche Bewegung an sich stärkt Muskeln und Knochen.

Wenn eine unzureichende Versorgung nachgewiesen wurde, ist die Einnahme eines Vitamin-D-Präparats sinnvoll. Das ist insbesondere bei den genannten Risikogruppen der Fall. Das Bundesinstitut für Risikobewertung (BfR) empfiehlt die Einnahme eines Nahrungsergänzungsmittels mit bis zu 20 Mikrogramm Vitamin D (800 Internationale Einheiten) pro Tag. Höhere Dosierungen sollten nur unter ärztlicher Kontrolle und unter Berücksichtigung des individuellen Vitamin-D-Status erfolgen.

Nahrungsergänzungsmittel enthalten meist das für den Körper besser verwertbare Vitamin D_3. Das stammt in der Regel aus dem Wollfett von Schafen, ist also für vegan lebende Menschen keine Option. Mittlerweile gibt es aber auch **vegane Vitamin-D_3-Produkte,** in denen diese Form des Vitamins aus Flechten stammt, und es gibt auch Nahrungsergänzungsmittel mit pflanzlichem Vitamin D_2.

Vitamin E

STECKBRIEF

- **Wichtig für:** Antioxidativen Schutz
- **Gute Quellen:** Pflanzenöle, Nüsse und Samen
- **Risiko für Unterversorgung:** Menschen mit durch Krankheiten oder Medikamente gestörter Fettverdauung, Frühgeborene

Was ist Vitamin E?

Vitamin E gehört zu den fettlöslichen Vitaminen. Es klingt wie eine einzige Substanz, ist jedoch der Name für eine Gruppe von verschiedenen verwandten Verbindungen in Lebensmitteln, den Tocopherolen. Ihr Hauptvertreter ist das alpha-Tocopherol. Sie haben alle die gleichen Wirkungen im Körper, sind jedoch unterschiedlich aktiv.

Die unterschiedlich starke Vitamin-E-Wirkung wurde früher in Internationalen Einheiten (IE) angegeben. Heute ist die Einheit Tocopherol-Äquivalente üblich, die es erlaubt, den Gehalt verschiedener Vitamin-E-Formen in Lebensmitteln zu vergleichen. Sie basiert auf der antioxidativen Aktivität von alpha-Tocopherol. Dabei gilt: 1 mg alpha-Tocopherol = 1 mg alpha-Tocopherol-Äquivalent = 1,49 IE.

Nur Pflanzen sind in der Lage, Vitamin E zu bilden. Deshalb enthalten Lebensmittel vom Tier – abhängig davon, was die Tiere fressen – relativ wenig Vitamin E.

Wofür braucht der Körper Vitamin E?

Vitamin E wirkt im Körper antioxidativ. So hilft es unter anderem, die Zellen und Moleküle wie die DNA, Proteine und ungesättigte Fettsäuren vor Schäden durch freie Radikale zu schützen. Freie Radikale sind Verbindungen, die entstehen, wenn unser Körper die verzehrten Lebensmittel in Energie umwandelt. Und sie stam-

Referenzwerte für eine angemessene Zufuhr

Alter	Vitamin E (Tocopherol-Äquivalente) Milligramm (mg) pro Tag	
	männlich	**weiblich**
Säuglinge		
0 bis unter 4 Monate	3	
4 bis unter 12 Monate	4	
Kinder		
1 bis unter 4 Jahre	6	5
4 bis unter 7 Jahre	8	8
7 bis unter 10 Jahre	10	9
10 bis unter 13 Jahre	13	11
13 bis unter 15 Jahre	14	12
Jugendliche und Erwachsene		
15 bis unter 25 Jahre	15	12
25 bis unter 51 Jahre	14	12
51 bis unter 65 Jahre	13	12
65 Jahre und älter	12	11
Schwangere		13
Stillende		17

men auch aus der Umwelt, etwa dem Zigarettenrauch, der Luftverschmutzung und dem ultravioletten Licht der Sonne. Mit seiner antioxidativen Funktion hilft Vitamin E beim Schutz der Blutgefäße und vor Arterienverkalkung, wobei ihm unter anderem Vitamin C und Beta-Carotin helfen.

Die Lebensmittelindustrie nutzt die antioxidative Wirkung von **Tocopherol in Form von Zusatzstoffen** (E 306 bis E 309), um etwa Speisefette, Dressings und Desserts zu stabilisieren. Ob diese Zusatzstoffe im Körper auch eine Vitaminwirkung haben, ist nicht bekannt.

Der Körper braucht Vitamin E möglicherweise für viele weitere Prozesse wie die Zellteilung und Immunreaktionen. Aber bis heute ist noch nicht belegt, wie Vitamin E beim Menschen genau wirkt.

Wer braucht wie viel Vitamin E?

Die Menge an Vitamin E, die Sie aufnehmen sollten, hängt von der empfohlenen Energiezufuhr ab, da diese wiederum die Zufuhrhöhe ungesättigter Fettsäuren bedingt. Denn deren Struktur ist für oxidative Schäden anfällig, sodass Vitamin E als antioxidativer Schutzfaktor gefragt ist. So ist es von Natur aus clever eingerichtet, dass Lebensmittel mit einem hohen

Gehalt ungesättigter Fettsäuren in der Regel auch viel Vitamin E enthalten.

Bis zum Jugend- und jungen Erwachsenenalter steigt die angemessene Zufuhr auf 15 Milligramm Tocopherol-Äquivalente bei Männern und 12 Milligramm bei Frauen. Bei älteren Menschen ist sie wieder geringer, weil ihr Bedarf an Energie aus der Nahrung sinkt. Schwangere sollten aufgrund ihres erhöhten Energiebedarfs und einer dadurch angenommenen höheren Zufuhr von ungesättigten Fettsäuren sowie Stillende außerdem wegen der Abgabe mit der Frauenmilch mehr Vitamin E aufnehmen als sonst.

- Mit etwas Pflanzenöl im Salatdressing erreichen Sie viel: In 1 EL (12 g) Weizenkeimöl steckt mit 20 mg Vitamin E sogar mehr als die angemessene Zufuhr.

Welche Lebensmittel liefern Vitamin E?

Viele Lebensmittel liefern von Natur aus Vitamin E, allen voran Nüsse und Samen wie Weizenkeime, Sonnenblumenkerne, Leinsamen, Haselnüsse und Mandeln und daraus hergestellte Öle und Streichfette. Aber auch grünes Gemüse wie Spinat und Brokkoli, Süßkartoffeln und Paprika sowie Hülsenfrüchte wie Erdnüsse und Kichererbsen enthalten Vitamin E. Tierische Vitamin-E-Quellen sind vor allem fettreicher Seefisch wie Aal, Lachs und Meeresfrüchte. Abgesehen davon kommt Vitamin E auch in angereicherten Lebensmitteln wie Multivitaminsäften vor.

Um vom Verdauungssystem aufgenommen zu werden, benötigt Vitamin E etwas Fett. So ist es praktisch, dass die besonders Vitamin-E-reichen

Ausgewählte Lebensmittel mit hohem Gehalt

Angaben pro 100 g

Lebensmittel	Gehalt
Weizenkeimöl	151 mg
Sonnenblumenöl	63 mg
Distelöl	45 mg
Mandeln	26 mg
Haselnuss	25 mg
Rapsöl	19 mg
Erdnuss	10 mg
Aal (gegart)	9 mg
Süßkartoffel	5 mg
Gemüsepaprika rot	3 mg

Lebensmittel gleichzeitig auch fettreich sind.

Sauerstoff, Licht und Temperaturen von über 200 Grad zerstören das Vitamin E. So kann beim Lagern und Zubereiten, insbesondere beim Braten und Rösten, ein großer Teil davon verloren gehen. Deshalb: Ein bis zwei Esslöffel Pflanzenöle – am besten in dunklen, gut verschlossenen Behältnissen aufbewahrt – sind eine erstklassige Quelle für Vitamin E. Gleichzeitig liefern sie wertvolle ungesättigte Fettsäuren. Nutzen Sie sie kalt etwa fürs Salatdressing oder nur wenig erhitzt, zum Beispiel zum Schmoren bei niedrigen Temperaturen. Und obwohl Keimöl mehr Vitamin E enthält als beispielsweise Rapsöl, sollten Sie Letzteres häufiger nutzen, da es mehr gesundheitsfördernde Omega-3-Fettsäuren enthält.

Wie zeigt sich ein Mangel an Vitamin E?

Vitamin-E-Mangel kann zu Nerven- und Muskelschäden führen, die sich durch Taubheitsgefühl in Armen und Beinen, Störungen von Gleichgewicht und Koordination, Muskelschwäche und Sehstörungen bemerkbar machen. Ein weiteres Anzeichen für einen Mangel ist ein geschwächtes Immunsystem.

Ein durch die Ernährung bedingter Mangel an Vitamin E kommt bei ansonsten Gesunden so gut wie nicht vor, weil viele Lebensmittel es liefern und weil der Körper es speichert, in erster Linie im Fettgewebe. Ein Risiko für einen Vitamin-E-Mangel haben Menschen mit Krankheiten, bei denen Fett nicht richtig verdaut oder im Körper aufgenommen wird. Beispiele hierfür sind Morbus Crohn, Mukoviszidose und seltene genetische Erkrankungen wie Abetalipoproteinämie.

Ein Risiko, unzureichend versorgt zu sein, haben auch Frühgeborene. Sie erhalten über die Plazenta im Mutterleib nicht viel Vitamin E und haben somit bei der vorzeitigen Geburt erst wenig davon gespeichert. Muttermilch und industriell hergestellte Säuglingsnahrung enthalten aber ausreichend Vitamin E.

Außerdem verschlechtert die Einnahme von bestimmten Medikamenten die Versorgung mit den fettlöslichen Vitaminen inklusive des Vitamin E. Dazu gehören Medikamente zum Abnehmen, die wie Orlistat die Aufnahme von Fett im Darm hemmen, und der Lipidsenker Ezetimib.

Um zu überprüfen, ob vorliegende Symptome von einem Vitamin-E-Mangel kommen, kann der **alpha-Tocopherol-Spiegel im Blutplasma** gemessen werden. Ein Wert von unter 12 µmol/l deutet bei gesunden Erwachsenen einen Mangel an. Die Blutwerte können altersabhängig schwanken und bei Kindern und Jugendlichen deutlich niedriger sein als bei Erwachsenen.

Wie viel Vitamin E ist zu viel?

Vitamin E, das natürlicherweise in Lebensmitteln enthalten ist, ist nicht schädlich. In Form von Nahrungsergänzungsmitteln können hohe Dosen von Vitamin E jedoch das Risiko von Blutungen (durch Verringerung der Fähigkeit des Blutes, nach einer Schnittwunde oder Verletzung Blutgerinnsel zu bilden) und von schweren Blutungen im Gehirn (hämorrhagischer Schlaganfall) erhöhen. In einer Studie wurde bei Männern, die mehrere Jahre lang täglich 400 Internationale Einheiten (268 Milligramm) Vitamin E einnahmen, ein erhöhtes Risiko für Prostatakrebs festgestellt.

Die höchste tolerierbare Gesamtzufuhr liegt laut Europäischer Behörde für Lebensmittelsicherheit (EFSA) bei 300 Milligramm Tocopherol-Äquivalenten pro Tag. Das Bundesinstitut für Risikobewertung (BfR) schlägt vor, dass Nahrungsergänzungsmittel nicht mehr als 30 Milligramm Tocopherol-Äquivalente pro Tagesdosis enthalten sollten.

Vitamin E aus Nahrungsergänzungsmitteln, die Sie einnehmen, kann die Wirkung von Arzneimitteln beeinträchtigen. Beispielsweise steigt das Risiko von Blutungen bei Menschen, die blutgerinnungshemmende oder die Thrombozytenaggregation hemmende Arzneimittel wie Warfarin (Cumarin-Derivat) einnehmen. Bei Einnahme von Vitamin E zusammen mit anderen Antioxidantien (wie Vitamin C, Selen und Beta-Carotin) wurde die herzschützende Wirkung von zwei Medikamenten (Statin und Niacin), die zur Senkung des Cholesterinspiegels eingenommen werden, abgeschwächt. Und während einer Chemo- oder Strahlentherapie bei Krebs könnte die Einnahme von antioxidativen Nahrungsergänzungsmitteln die Wirksamkeit der Behandlungen beeinträchtigen. Auch kann übermäßig viel Vitamin E den Vitamin-K-Stoffwechsel negativ beeinflussen.

Folat

STECKBRIEF

- **Wichtig für:** Zellteilung und -wachstum, Blutbildung
- **Gute Quellen:** Grünes Gemüse, Obst, Sojabohnen, Vollkornprodukte, Ei, Leber
- **Risiko für Unterversorgung:** Schwangere, Alkoholmissbrauch, Magen-Darm-Krankheiten

Was ist Folat?

Folat ist das B-Vitamin, das von herausragender Bedeutung für Schwangere und ihr ungeborenes Kind ist. Früher wurde es manchmal Vitamin B_9 genannt. Heute nutzen viele den Begriff Folsäure synonym zu Folat. Manche Fachleute – und wir in diesem Ratgeber – differenzieren aber in Folat als Oberbegriff für alle von Natur aus vorkommenden Formen des Vitamins und in Folsäure als synthetisch hergestellte Form des Vitamins in Vitaminpräparaten und angereicherten Lebensmitteln.

Der menschliche Körper kann Folsäure aus angereicherten Lebensmitteln oder Folsäurepräparaten besser verwerten als das natürlich in Lebensmitteln vorkommende Folat. Das liegt unter anderem daran, dass die Darmzellen Folsäure direkt aufnehmen können, während Folat erst noch aus den Verbindungen im Lebensmittel gelöst werden muss. In der Fachsprache heißt das: Folsäure ist besser „bioverfügbar" als Folat. Um diese unterschiedliche Bioverfügbarkeit zu berücksichtigen, nutzt man als Maßeinheit „Folat-Äquivalente": 1 Mikrogramm Folat-Äquivalent entspricht 1 Mikrogramm Nahrungsfolat oder 0,5 Mikrogramm Folsäure. Das bedeutet: Verglichen mit dem natürlich in Lebensmitteln vorkommenden Folat benötigen Sie halb so viel Folsäure.

Wofür braucht der Körper Folat?

Ihr Körper braucht Folat, um genetisches Material in den Zellen, die DNA, herzustellen. Außerdem braucht er Folat, damit die Zellen sich teilen und wachsen können. Auch, um Blut zu bilden, und für viele andere Prozesse im Körper, ist Folat notwendig, unter anderem für den Stoffwechsel von Homocystein (siehe Seite 40).

Die Schwangerschaft ist eine Zeit, in der eine richtig gute Folatversorgung noch mal wichtiger ist als sonst. Denn in dieser Zeit **braucht das Ungeborene ausreichend Folat,** damit sich sein Rückenmark und das Gehirn gut entwickeln können. Bei Frauen, die vor und während der Schwangerschaft nicht genug Folat zu sich nehmen, besteht ein erhöhtes Risiko, ein Baby mit sogenannten Neuralrohrdefekten wie Spina bifida, auch „offener Rücken" genannt, zur Welt zu bringen.

Wer braucht wie viel Folat?

Es hängt vom Alter ab, wie viel Folat ein Mensch braucht. Die Deutsche Gesellschaft für Ernährung (DGE) empfiehlt Jugendlichen und Erwachsenen 300 Mikrogramm Folat-Äquivalente pro Tag. Schwangere und Stillende haben einen erhöhten Bedarf, sodass die empfohlene Zufuhr bei Schwangeren 550 Mikrogramm und bei Stillenden 450 Mikrogramm Folat-Äquivalente pro Tag beträgt. Schwangere und Stillende müssen sehr gezielt Lebensmittel mit einem hohen Folatgehalt auswählen, um diese Mengen zu erreichen.

Zusätzlich zu einer gesunden, folatreichen Ernährung mit 300 Mikrogramm Folat sollten alle Teenagerinnen und Frauen, die schwanger werden wollen oder ungeplant schwanger werden könnten, täglich ein Präparat mit 400 Mikrogramm Folsäure einnehmen. Und wenn sie schwanger sind, sollten sie bis zum Ende des dritten Monats dabei bleiben, zusätzlich zu den 550 Mikrogramm Folat über die Ernährung. Das beugt Fehlbildungen beim Ungeborenen vor. Beides ist wichtig: eine folatreiche Lebensmittelauswahl und die zusätzliche Einnahme von Folsäure.

Welche Lebensmittel liefern Folat?

Allen voran grünes Gemüse wie Spinat, des Weiteren einige Kohl- und Obstarten wie Zitrusfrüchte, Hülsen-

Referenzwerte für eine angemessene Zufuhr

Alter	Folat* Mikrogramm (µg) pro Tag
Säuglinge	
0 bis unter 4 Monate	60
4 bis unter 12 Monate	80
Kinder und Jugendliche	
1 bis unter 4 Jahre	120
4 bis unter 7 Jahre	140
7 bis unter 10 Jahre	180
10 bis unter 13 Jahre	240
13 bis unter 19 Jahre	300
Erwachsene	
ab 19 Jahre	300
Schwangere	550
Stillende	450

*1 µg Folat-Äquivalent = 1 µg Nahrungsfolat = 0,5 µg synthetische Folsäure

früchte wie Sojabohnen, Weizenkeime und Vollkornprodukte sowie Eigelb und Leber liefern viel Folat. Viele verarbeitete Produkte sind auch Lieferanten des Vitamins, da sie mit Folsäure angereichert sind (sofern es keine Bio-Produkte sind, die dürfen nicht angereichert werden).

Der Sauerstoff in der Luft und Hitze zerstören Teile des in der Nahrung enthaltenen natürlichen Folats sehr leicht – beim Kochen kann bis zur Hälfte verloren gehen. Deshalb empfiehlt es sich, Gemüse zwar gründlich, aber kurz und unzerkleinert zu waschen, kurz zu braten oder zu dünsten statt zu kochen und nicht warm zu halten. Und: Es auch mal roh zu essen.

- Grünes Gemüse bringt's: Die Hälfte der wünschenswerten Zufuhr von 300 µg Folat pro Tag steckt bereits in einer Portion Blattspinat (150 g) oder einer Portion Feldsalat (100 g).

Wie zeigt sich ein Mangel an Folat?

Unser Körper speichert Folat hauptsächlich in der Leber. Bei fehlendem Nachschub kommt er mit dem dort gespeicherten Vorrat drei bis vier Wochen aus. Dann sinkt der Folatspiegel im Blut unter das wünschenswerte Niveau.

Bei einem Folatmangel können die Zellen sich nicht richtig teilen und wachsen. Es kann zu einem veränderten Blutbild und Anämie, also Blutarmut, kommen. Diese kann Symptome wie Schwäche, Müdigkeit, Konzentrationsstörungen, Herzklopfen und Kurzatmigkeit verursachen. Folatmangel kann auch zu offenen Wunden auf der Zunge und im Mund sowie zu Veränderungen an Haut und Haaren führen.

Zu den Risikogruppen für eine schlechte Folatversorgung gehören also wegen des erhöhten Bedarfs die Schwangeren. Außerdem haben Menschen mit Alkoholproblemen und Menschen, die Folat zum Beispiel wegen Magen-Darm-Krankheiten oder genetisch bedingt nicht richtig verwerten können, häufiger Probleme mit dem Folatstatus. Auch ein Vitamin-B_{12}-Mangel kann dafür verantwortlich sein, dass dem Körper nicht genug Folat zur Verfügung steht.

Fällt der **Folatspiegel im Serum,** dem wässrigen Teil des Blutes, unter 7 nmol/l, gilt das als Mangel. Ein Folatspiegel im Serum unter 10 nmol/l oder in den roten Blutkörperchen unter 340 nmol/l ist auch schon nicht ideal, weil dabei der Homocysteinspiegel zu steigen droht.

Ausgewählte Lebensmittel mit hohem Gehalt

Angaben pro 100 g

Lebensmittel	Gehalt
Weizenkeime	520 µg
Straucherbsen (reif, roh)	340 µg
Erdnuss	170 µg
Tempeh	156 µg
Feldsalat, Spinat (roh) Camembert (mind. 30 % Fett i. Tr.)	145 µg
Haferflocken	88 µg
Kohlrabi (roh)	70 µg
Hühnerei (gegart)	59 µg
Gemüsepaprika rot (roh)	55 µg
Erdbeeren	44 µg

Wie viel ist zu viel?

Das natürliche Folat ist nach heutigem Kenntnisstand nicht schädlich. Folsäure aus angereicherten Lebensmitteln oder Vitaminpräparaten kann bei dauerhaft zu hoher Zufuhr aber unerwünschte Wirkungen haben. Die Europäische Behörde für Lebensmittelsicherheit (EFSA) gibt für Erwachsene eine tolerierbare Gesamtzufuhrmenge von 1000 Mikrogramm Folsäure pro Tag an.

Die Einnahme großer Mengen von Folsäure kann einen Vitamin-B_{12}-Mangel verschleiern und dessen Symptome verschlimmern und nicht mehr rückgängig machen. Denn Folsäurepräparate können zwar die Blutarmut beheben, die durch den Vitamin-B_{12}-Mangel verursacht wird, nicht aber die Nervenschäden, die der Vitamin-B_{12}-Mangel ebenfalls verursacht.

Je nachdem, in welcher Dosis und wann Folsäure eingenommen wird, kann sie auch eine Auswirkung auf das Krebsrisiko haben: Die Einnahme hoher Dosen (mehr 1000 Mikrogramm) bei Vorliegen von Krebsvorstufen im Darm oder nach Beginn der Krebserkrankung kann das Fortschreiten einer Darmkrebserkrankung beschleunigen. Frühzeitig eingenommen könnte Folsäure hingegen helfen, das Darmkrebsrisiko zu senken.

Nahrungsergänzungsmittel mit Folsäure können mit verschiedenen Medikamenten wechselwirken, zum Beispiel Methotrexat zur Behandlung von Krebs. Die Einnahme von Folsäurepräparaten kann die Blutspiegel von Medikamenten gegen Epilepsie und Anfallsleiden senken und umgekehrt können die Medikamente den Folatspiegel im Blut senken.

Vitamin K

STECKBRIEF

- **Wichtig für:** Blutgerinnung, Knochengesundheit
- **Gute Quellen:** Kohl, Salat, Milch und Milchprodukte, Fleisch, Eier
- **Risiko für Unterversorgung:** Neugeborene und gestillte Säuglinge, Menschen mit beeinträchtigter Verdauung durch Darmerkrankungen oder Medikamente

Was ist Vitamin K?

Neben den Vitaminen A, D und E ist Vitamin K das vierte fettlösliche Vitamin. Das K steht für Koagulation, auch bekannt als Blutgerinnung. Denn Vitamin K ist für die Bildung von Blutgerinnungsfaktoren wichtig.

Vitamin K ist keine einzelne Substanz, sondern der Name umfasst eine Gruppe von Verbindungen mit Vitamin-K-Aktivität. Die bekanntesten, natürlicherweise vorkommenden sind Vitamin K_1 (Phyllochinon) in pflanzlichen und Vitamin K_2-Verbindungen (auch Menachinone genannt) in tierischen und bakteriell fermentierten Lebensmitteln. Es gibt auch im Labor synthetisch oder durch bakterielle Fermentation gewonnenes Vitamin K_2, das als neuartige Lebensmittelzutat zugelassen ist.

Wofür braucht der Körper Vitamin K?

Vitamin K ist wichtig für die Blutgerinnung, aber auch für die Verhinderung von Calciumablagerungen in Gefäßen, die zur Arterienverkalkung führen können. Außerdem braucht der Körper Vitamin K – gemeinsam mit einigen anderen Mikronährstoffen wie Calcium, Phosphor und Vitamin D – für gesunde Knochen.

Wer braucht wie viel Vitamin K?

Die benötigte Menge an Vitamin K hängt vom Alter und vom Geschlecht

Referenzwerte für eine angemessene Zufuhr

Alter	Vitamin K Mikrogramm (µg) pro Tag	
	männlich	**weiblich**
Säuglinge		
0 bis unter 4 Monate	4	
4 bis unter 12 Monate	10	
Kinder		
1 bis unter 4 Jahre	15	
4 bis unter 7 Jahre	20	
7 bis unter 10 Jahre	30	
10 bis unter 13 Jahre	40	
13 bis unter 15 Jahre	50	
Jugendliche und Erwachsene		
15 bis unter 51 Jahre	70	60
ab 51 Jahre	80	65
Schwangere		60
Stillende		60

ab. Außer bei Säuglingen wird die wünschenswerte tägliche Zufuhr für alle Altersgruppen auf ein Mikrogramm pro Kilogramm Körpergewicht geschätzt. Daraus ergeben sich auf Grundlage des Normgewichts pro Tag 70 Mikrogramm für Männer und 60 Mikrogramm für Frauen. Schwangere und Stillende sowie auch ältere Menschen haben keinen Mehrbedarf. Der Wert für Menschen ab 51 Jahren ist jedoch leicht angehoben, um eine häufiger vorkommende Arzneimitteleinnahme oder gestörte Vitaminaufnahme auszugleichen.

Neugeborene sind **anfällig für einen Vitamin-K-Mangel** und erhalten deshalb in Deutschland kurz nach der Geburt, bei der zweiten Vorsorgeuntersuchung U2 und bei der dritten Vorsorgeuntersuchung U3 vorbeugend Vitamin K.

Welche Lebensmittel liefern Vitamin K?

Sie können die wünschenswerte Menge an Vitamin K mit vielen Lebensmitteln aufnehmen, vor allem mit grünem Gemüse wie Spinat, einigen Salat- und Kohlarten, mit Milch und Milchprodukten sowie mit Fleisch und Eiern. Auch pflanzliche Öle, einige Obstarten wie Heidelbeeren und Feigen sowie Sojabohnen und Käse liefern Vitamin K.

Vitamin K ist ein fettlösliches Vitamin: Damit wir es über den Darm gut ins Blut aufnehmen können, muss im Essen gleichzeitig Fett oder Öl vorhanden sein.

UV-Strahlung, also das Tageslicht, zerstört Vitamin K leicht. Doch weil Vitamin K gegen Hitze und Sauerstoff recht unempfindlich ist, geht beim Zubereiten der Lebensmittel nicht so viel verloren wie bei anderen Vitaminen.

Wie zeigt sich ein Mangel an Vitamin K?

Ein schwerer Vitamin-K-Mangel kann zu Blutergüssen und Blutungen führen, weil das Blut länger braucht, um zu gerinnen. Ein Vitamin-K-Mangel kann die Stärke der Knochen verringern und das Risiko für Osteoporose erhöhen. Ein solcher Mangel kommt aber kaum vor, da Gesunde ihren Bedarf problemlos über die Lebensmittel, die sie essen, decken. Auch die Bakterien im menschlichen Dickdarm stellen Vitamin K her, wobei aber unklar ist, inwieweit es unser Körper ausnutzen kann.

Neugeborene und gestillte Säuglinge sind besonders anfällig für einen

Ausgewählte Lebensmittel mit hohem Gehalt

Angaben pro 100 g

Lebensmittel	Gehalt
Grünkohl (gegart)	713 µg
Petersilie	548 µg
Spinat (gekocht)	426 µg
Brokkoli (roh)	179 µg
Rosenkohl (gedünstet)	150 µg
Rinderleber (gegart)	106 µg
Natto (fermentiertes Sojaprodukt)	35 µg
Hackfleisch (Schwein)	14 µg
Heidelbeeren	12 µg
Hühnerei (gegart)	9 µg

Vitamin-K-Mangel, der in den ersten Lebenswochen zu lebensbedrohlichen Blutungen führen kann. Denn Vitamin K gelangt im Mutterleib nur unzureichend über die Plazenta zum Kind, und auch die Muttermilch liefert nur geringe Mengen davon.

Auch Menschen mit Erkrankungen wie Mukoviszidose, Zöliakie oder Colitis ulcerosa, die die Aufnahme von Vitamin K durch den Körper verringern, oder nach Operationen zur Gewichtsreduktion sowie unter Hämodialyse gehören zu den Risikogruppen für eine unzureichende Vitamin-K-Versorgung. Daneben kann die Einnahme mancher Arzneimittel die Aufnahme von Vitamin K im Körper verringern, zum Beispiel die des Cholesterinsenkers Cholestyramin und von Medikamenten zur Gewichtsreduktion wie Orlistat.

i Der Blutwert von Vitamin K eignet sich nicht als Marker für den Versorgungsstatus, da er von Mensch zu Mensch sehr unterschiedlich sein kann. **Ein verlässlicherer Marker** des Vitamin-K-Status ist zum Beispiel **der Quick-Wert,** der international harmonisiert als INR-Wert (International Normalized Ratio) angegeben wird. Dieser Laborwert sagt aus, ob das Blut normal gerinnt. Als Norm gilt ein INR-Wert von 0,85 bis 1,15. Vitamin-K-Mangel erhöht den INR-Wert.

Kann viel Vitamin K schädlich sein?

Selbst bei hohen Dosen ist nicht bekannt, dass Vitamin K gesundheitlichen Schaden anrichtet. Es kann jedoch mit blutverdünnenden Arzneimitteln – sogenannten Cumarinen oder Vitamin-K-Antagonisten wie Marcumar – ernsthafte Wechselwirkungen haben und deren Wirkung hemmen:

In Deutschland nehmen viele ältere Personen solche Medikamente zur Thromboseprophylaxe ein. Wer dies tut, sollte die Vitamin-K-Aufnahme über die Ernährung möglichst konstant halten und Vitamin-K-haltige Nahrungsergänzungsmittel – wenn überhaupt – nur unter ärztlicher Kontrolle einnehmen. Denn eine zusätzliche Aufnahme von Vitamin K über Nahrungsergänzungsmittel kann die Wirkung der Blutverdünner abschwächen. Da es außer bei Neugeborenen keine gesicherte Indikation für eine Nahrungsergänzung gibt, ist eine Einnahme im Allgemeinen aber ohnehin nicht angezeigt.

Früher wurde propagiert, bei der Einnahme von Blutverdünnern auf Vitamin-K-reiches Gemüse zu verzichten. Das ist aber weder nötig noch sinnvoll, weil dann wertvolle Lieferanten von gesundheitsfördernden Nährstoffen und Ballaststoffen fehlen würden. Allerdings sollten Menschen, die Blutverdünner einnehmen, ihre Ernährung und damit die Vitamin-K-Zufuhr nicht drastisch umstellen. Plötzlich eine Salatdiät zu machen, wäre keine gute Idee, da sich das tatsächlich auf den Vitamin-K-Stoffwechsel auswirken und Dosisanpassungen des Blutverdünners nötig machen kann.

Kombipräparate für gesunde Knochen?

Hersteller von Nahrungsergänzungsmitteln kombinieren gerne Vitamin K und Vitamin D (siehe Seite 60). Durch die intensive Werbung und Vermarktung dieser Präparate entsteht der Eindruck, Nahrungsergänzung mit Vitamin K sei für die Behandlung von Osteoporose ebenso wichtig wie Vitamin D. Ob das aber für Vitamin K gilt, ist wissenschaftlich nicht bewiesen. Krankheitsbezogene Aussagen wie etwa, dass Vitamin K bei Osteoporose oder auch bei Gefäßkrankheiten helfe, sind nicht zulässig.

Erlaubt sind hingegen zwei gesundheitsbezogene Aussagen, die sich auf die nachgewiesenen Funktionen von Vitamin K beziehen:

- „Vitamin K trägt zu einer normalen Blutgerinnung bei."
- „Vitamin K trägt zur Erhaltung normaler Knochen bei."

Um diese Wirkungen zu erzielen, braucht der menschliche Körper aber keine Extradosis über Nahrungsergänzungsmittel. Bei Vitamin K gibt es – im Gegensatz zu Vitamin D – kaum ein Risiko, unterversorgt zu sein. Zwar sind bei der Einnahme von Vitamin K keine Nebenwirkungen zu erwarten – aber ein Nutzen wohl auch nicht.

Niacin

STECKBRIEF

- **Wichtig für:** Energiegewinnung, Zellteilung
- **Gute Quellen:** Fleisch, Fisch, Innereien, Kaffee, Brot, Erdnüsse
- **Risiko für Unterversorgung:** Alkoholmissbrauch, Unterernährung, chronischer Durchfall, Leberzirrhose, Medikamenteneinnahme

Was ist Niacin?

Niacin gehört zu den wasserlöslichen B-Vitaminen. Früher sagte man auch Vitamin B_3 dazu. Der Begriff Niacin steht für verschiedene Substanzen, die der Körper ineinander umwandeln kann: Nicotinsäure und Nicotinamid sowie aus ihnen entstehende Verbindungen. Niacin ist streng genommen gar kein lebensnotwendiges Vitamin, das von außen zugeführt werden muss: Der Körper erhält es nicht nur über Lebensmittel, sondern er kann es auch selbst produzieren. Ausgangsstoff dafür ist eine Aminosäure – also ein Eiweißbaustein – namens Tryptophan. Tryptophan wiederum müssen wir unbedingt mit der Nahrung aufnehmen, seine Zufuhr ist lebensnotwendig.

Die Niacinzufuhr sowie der Niacingehalt in Lebensmitteln werden in **„Niacin-Äquivalenten"** angegeben. Diese Maßeinheit berücksichtigt sowohl das Niacin, das Sie zu sich nehmen, als auch das Niacin, das Ihr Körper selbst herstellt. Denn wenn Sie eiweißhaltige Lebensmittel wie Sojabohnen, Haferflocken, Nüsse, Eier oder Fisch essen, die Tryptophan enthalten, wandelt Ihre Leber einen Teil davon in Niacin um. Aus 60 mg Tryptophan entsteht etwa 1 mg Niacin. Die Umwandlungsrate hängt unter anderem auch von der Versorgung mit den Vitaminen B_1, B_2 und B_6 ab.

Wofür braucht der Körper Niacin?

Niacin unterstützt – wie die Teamkollegen Vitamin B_1 und Vitamin B_2 – als Coenzym die Umwandlung von Makronährstoffen in Energie. Es ist wichtig für die Entwicklung und Funktion der Zellen in Ihrem Körper.

Der Körper nimmt aus der Nahrung nur so viel Niacin auf, wie er gerade für seinen Stoffwechsel benötigt, und er legt kaum Vorräte an. Nach zwei bis sechs Wochen sind die Speicher entleert, wenn kein Nachschub kommt.

Wer braucht wie viel Niacin?

Die angemessene Zufuhr ist wie bei Vitamin B_1 und B_2 von der Energiezufuhr und damit von Alter und Geschlecht abhängig. So ist die angemessene Zufuhr bei den Säuglingen mit 2 Milligramm Niacin-Äquivalenten am niedrigsten und bei den männlichen Jugendlichen mit 17 Milligramm am höchsten. Im Vergleich zu anderen Frauen brauchen Schwangere ab dem vierten Monat und Stillende mehr Niacin.

Referenzwerte für eine angemessene Zufuhr

Alter	Niacin* Milligramm (mg) pro Tag	
	männlich	**weiblich**
Säuglinge		
0 bis unter 4 Monate	2	
4 bis unter 12 Monate	5	
Kinder und Jugendliche		
1 bis unter 4 Jahre	8	
4 bis unter 7 Jahre	9	
7 bis unter 10 Jahre	11	10
10 bis unter 13 Jahre	13	11
13 bis unter 15 Jahre	15	13
15 bis unter 19 Jahre	17	13
Erwachsene		
19 bis unter 25 Jahre	16	13
25 bis unter 51 Jahre	15	12
51 bis unter 65 Jahre	15	11
65 Jahre und älter	14	11
Schwangere		
ab 4. Monat		14
ab 7. Monat		16
Stillende		16

*1 mg Niacin-Äquivalente = 1 mg Niacin = 60 mg Tryptophan

Ausgewählte Lebensmittel mit hohem Gehalt

Angaben pro 100 g

Lebensmittel	Gehalt
Sardellen	20 mg
Schweineleber (gegart)	16 mg
Erdnuss	15 mg
Thunfisch in Öl (Konserve)	11 mg
Geflügel	10 mg
Austernpilz	10 mg
Champignons (roh)	5 mg
Vollkornbrötchen	3,5 mg
Kartoffeln (geschält, gegart)	1 mg
Kaffee (Getränk)	0,7 mg

Welche Lebensmittel liefern Niacin?

So, wie wir uns hierzulande üblicherweise ernähren, sind Fleisch, Kaffee und Brot die Hauptlieferanten von Niacin. Besonders viel Niacin liefern Fisch (zum Beispiel Sardellen, Thunfisch, Lachs, Makrele) und Fleisch (mageres Rind-, Kalb- und Schweinefleisch, Geflügel) sowie Innereien. Auch in pflanzlichen Lebensmitteln wie Mungobohnen, Erdnüssen und Pilzen steckt Niacin.

Niacin ist recht unempfindlich gegenüber Hitze und längerer Lagerung des Lebensmittels. Es ist jedoch wie andere B-Vitamine sehr gut wasserlöslich. Daher sollte das Kochwasser nach Möglichkeit genutzt werden, um größere Vitaminverluste zu vermeiden.

Wie zeigt sich ein Mangel an Niacin?

Körperliche Schwäche, Appetitverlust und Verdauungsstörungen können erste Anzeichen dafür sein, dass Niacin und seine Vorstufe Tryptophan fehlen. Bei anhaltendem Mangel treten Hautveränderungen bei starker Sonneneinstrahlung, Durchfall, Depression und Demenz sowie Schleimhautveränderungen im Verdauungstrakt auf. Das sind Symptome der Niacinmangelkrankheit Pellagra („raue Haut"), die – unbehandelt – zum Tod durch Organversagen führt.

Pellagra tritt vor allem bei Menschen in Teilen Afrikas und Asiens auf, die generell wenig Eiweiß essen und sich vorwiegend von Mais oder Hirse ernähren. In diesem Getreide ist das Vitamin fest gebunden, sodass der Körper es beim Verdauen nur schwer freisetzen kann. Außerdem hat Mais von allen Getreidearten den niedrigsten Gehalt an Tryptophan. Für viele Menschen in Zentralamerika ist Mais zwar ebenfalls ein Hauptnahrungsmittel – hier wird das Niacin jedoch durch die Behandlung der Maiskörner mit Kalkwasser verfügbar gemacht.

Hinweise auf den Niacinstatus können verschiedene **Stoffwechselprodukte im Urin** geben: Enthält der über 24 Stunden gesammelte Urin weniger als 1,5 mg N-Methylnicotinamid und N-Methyl-2-Pyridon-5-Carboxamid, zeigt das einen schweren Niacinmangel an. Es ist auch möglich, die Konzentration von Stoffwechselprodukten in den roten Blutkörperchen zu messen; im Mangel sinkt ihr Gehalt an Nicotinamid-Adenindinukleotid.

In industrialisierten Ländern wie Deutschland sind die Menschen in der Regel ausreichend mit Niacin versorgt. Es kommt hier meist nur infolge von anderen Krankheiten, die zu unzureichender Zufuhr oder Verwertung von Niacin und/oder Tryptophan führen, zu einem Mangel. Dazu gehören Alkoholismus, Magersucht beziehungsweise generelle Unterernährung, chronischer Durchfall, Leberzirrhose sowie die Hartnup-Krankheit, eine vererbte Stoffwechselstörung. Des Weiteren beeinträchtigen manche Arzneistoffe bei dauerhafter Einnahme die Niacinversorgung, beispielsweise solche gegen Tuberkulose oder Krebserkrankungen.

Wie viel Niacin ist zu viel?

Zu viel Niacin kann unerwünschte Nebenwirkungen haben – zwar nicht das in den üblichen Lebensmitteln enthaltene Niacin, aber isoliert zugeführtes.

Beispielsweise kann ein Nahrungsergänzungsmittel mit Nicotinsäure in einer Dosis von 30 Milligramm oder mehr dazu führen, dass die Haut sich rötet, brennt und juckt und ein starkes Gefühl der Hitze entsteht. Auch Magen-Darm-Beschwerden und Leberschäden können die Folge sein. Daher sollten laut Europäischer Behörde für Lebensmittelsicherheit (EFSA) nicht mehr als 10 Milligramm Nicotinsäure pro Tag aus allen Quellen aufgenommen werden. Bei der anderen Form des Niacins, dem Nicotinamid, kommt es erst in höheren Dosen zu Nebenwirkungen wie Übelkeit, Erbrechen und Leberschäden, sodass die Behörde als tolerierbare Tagesdosis 900 Milligramm pro Tag angibt.

Früher wurde Niacin in Form von sehr hoch dosierter Nicotinsäure auch als Arzneimittel gegen erhöhten Cholesterinspiegel verordnet. Denn Nicotinsäure – nicht das Nicotinamid – senkt bei Einnahme von mehreren Tausend Milligramm den Cholesterinspiegel im Blut. Die beschriebenen häufigen Nebenwirkungen schränkten die Therapie mit Nicotinsäure aber ein.

Achtung bei Nahrungsergänzungsmitteln mit Niacin!

Die beiden Hauptformen von Niacin in Nahrungsergänzungsmitteln sind Nicotinsäure und Nicotinamid (Nicotinsäureamid, Niacinamid). Auch Inosithexanicotinat (Inositolniacinat) ist dafür zugelassen. Das Bundesinstitut für Risikobewertung (BfR) empfiehlt in Nahrungsergänzungsmitteln nicht mehr als 4 Milligramm Nicotinsäure oder 160 Milligramm Nicotinsäureamid oder 4,4 Milligramm Inosithexanicotinat pro Tagesration.

Treten bei der Einnahme höher dosierter Produkte Symptome wie Hautrötungen und Juckreiz auf, ist das keinesfalls ein Zeichen der Wirksamkeit, wie manche Anbieter behaupten. Die Symptome sind ein Warnsignal, die Einnahme sofort zu beenden.

Neuere Forschungsarbeiten deuten darauf hin, dass **ein hoher Niacinspiegel Herz-Kreislauf-Erkrankungen begünstigen** könnte. Denn überschüssiges Niacin scheidet der Körper nicht einfach aus, sondern er baut es ab. Die aus überschüssigem Niacin entstehenden Abbauprodukte standen in großen klinischen Studien stark mit dem Auftreten von Herzinfarkten, Schlaganfällen und anderen unerwünschten Herz-Kreislauf-Erkrankungen in Verbindung. Ein Grund dafür könnte sein, dass ein Abbauprodukt des Niacins Entzündungen an Blutgefäßen auslöst, was die Gefäße schädigt und im Laufe der Zeit zu unerwünschten Effekten auf das Herz-Kreislauf-System führen kann.

Pantothensäure

STECKBRIEF

- **Wichtig für:** Fettstoffwechsel, Energiegewinnung
- **Gute Quellen:** Innereien, Fleisch, Fisch, Eier, Weichkäse, Erdnüsse, Vollkornprodukte, Pilze
- **Risiko für Unterversorgung:** Nicht bekannt

Was ist Pantothensäure?

Pantothensäure ist ein wasserlösliches B-Vitamin, auch Vitamin B_5 genannt. Der Name ist vom griechischen „pantos" abgeleitet, was „überall her" bedeutet. Denn das Vitamin kommt in fast allen tierischen und pflanzlichen Lebensmitteln vor.

Wofür braucht der Körper Pantothensäure?

Pantothensäure ist als Bestandteil von Coenzymen für viele Funktionen im Körper wichtig, insbesondere für den Auf- und Abbau von Fetten. Sie hilft aber auch, alle Makronährstoffe in die vom Körper benötigte Energie umzuwandeln. Außerdem braucht der Körper sie, um Gene in Eiweißstoffe zu übersetzen, seine Zellen zu teilen, Vitamin D und Neurotransmitter – also Botenstoffe – zu bilden sowie Fremdstoffe abzubauen.

Wer braucht wie viel Pantothensäure?

Die benötigte Menge steigt in der Kindheit zunächst mit dem Alter an. Ab dem Alter von zehn Jahren und bei Erwachsenen beträgt die wünschenswerte Zufuhr 5 Milligramm pro Tag. Während Schwangere vermutlich keinen erhöhten Bedarf haben, sollten Stillende mit 7 Milligramm pro Tag mehr davon aufnehmen, da sie das Vitamin beim Stillen über die Frauenmilch ans Kind weitergeben.

Referenzwerte für eine angemessene Zufuhr

Alter	Pantothensäure Milligramm (mg) pro Tag
Säuglinge	
0 bis unter 4 Monate	2
4 bis unter 12 Monate	3
Kinder und Jugendliche	
1 bis unter 10 Jahre	4
10 bis unter 19 Jahre	5
Erwachsene	
ab 19 Jahre	5
Schwangere	5
Stillende	7

- Weil fast alle Lebensmittel Pantothensäure liefern, ist das Erreichen der wünschenswerten Zufuhr kein Problem. Wer 150 g gedünstete Champignons (3,0 mg), 250 g gegarte Kartoffeln (0,8 mg), 150 ml Kuhmilch 3,5 % Fett (0,5 mg) und 60 g Haferflocken (0,7 mg) isst, erreicht schon das Tagesziel von 5 Milligramm Pantothensäure.

Eine **Vorstufe von Pantothensäure,** das als Medikament bekannte **Dexpanthenol**, wird Cremes und Salben zur Wundheilung zugesetzt. Der Körper kann die Vorstufe Dexpanthenol über die Haut aufnehmen und in das Vitamin umwandeln, sodass die Salbe eine Quelle für Pantothensäure ist.

Welche Lebensmittel liefern Pantothensäure?

Pantothensäure steckt – wie schon erwähnt – von Natur aus in fast allen Lebensmitteln. Trotzdem setzt die Industrie sie auch einigen Produkten wie Frühstückscerealien und Getränken zu, sofern es keine Bio-Produkte sind. Natürlicherweise besonders reich an Pantothensäure sind bei den tierischen Lebensmitteln zum Beispiel Innereien, Fleisch, Fisch, Eier und Weichkäse und bei den pflanzlichen Lebensmitteln etwa Erdnüsse, Vollkornprodukte und Pilze. Milch und Milchprodukte enthalten zwar vergleichsweise wenig Pantothensäure, da wir aber im Bevölkerungsdurchschnitt viel davon konsumieren, tragen sie maßgeblich zur guten Versorgung bei.

Beim Verarbeiten von Lebensmitteln wird Pantothensäure leicht durch Wasser ausgelaugt, und sie reagiert empfindlich auf Hitze. So kann zum Beispiel beim Kochen ein Drittel bis die Hälfte verloren gehen.

Wie zeigt sich ein Mangel an Pantothensäure?

Da Pantothensäure fast überall vorkommt, ist ein durch die Ernährung ausgelöster Mangel quasi unbekannt.

Der Status kann anhand der Konzentration von **Pantothensäure im Vollblut,** in roten Blutkörperchen oder im Urin gemessen werden. Bislang gibt es aber keine wissenschaftlich gesicherten Kriterien, um zu beurteilen, ab welchem Messwert ein Mangel vorliegt.

Sogar bei einer pantothensäurearmen Ernährung stellen sich meist keine Mangelsymptome ein. Nur bei Störungen der Verdauung, bei denen der Körper das Vitamin nicht verwerten kann, ist ein Mangel möglich. Aus Experimenten, in denen Forschende Mitte des letzten Jahrhunderts einen schweren Pantothensäuremangel absichtlich herbeiführten, ist bekannt, dass dieser Symptome wie Taubheit und Brennen in Händen und Füßen, extreme Müdigkeit, Schlafstörungen und Magenschmerzen verursachen kann.

Ausgewählte Lebensmittel mit hohem Gehalt

Angaben pro 100 g

Lebensmittel	Gehalt
Hering	9,3 mg
Rinderleber	7,3 mg
Erdnuss	2,9 mg
Waldpilze	2,3 mg
Pekannuss	1,7 mg
Forelle	1,7 mg
Melone	1,6 mg
Kalbfleisch	1,5 mg
Weichkäse wie Camembert, Vollkornmehl	1,2 mg
Haferflocken, Brokkoli	1,1 mg

Wie viel Pantothensäure ist zu viel?

Pantothensäure derart überzudosieren, dass es zu gesundheitlichen Schäden kommt, ist fast nicht möglich. Erst bei einer extrem hohen Dosis von mehr als 10 Gramm pro Tag – das ist das Zweitausendfache der angemessenen Zufuhr – treten leichte Magen-Darm-Beschwerden wie Durchfall auf. Daher haben die Sicherheitsbehörden auch keine höchste tolerierbare Gesamtzufuhrmenge und keine Höchstmenge für Nahrungsergänzungsmittel abgeleitet.

Was darf die Lebensmittelwerbung?

Das europäische Lebensmittelrecht erlaubt es Herstellern von Lebensmitteln inklusive Nahrungsergänzungsmitteln, ihre Produkte unter Umständen mit gesundheitsbezogenen Aussagen, sogenannten Health Claims, zu bewerben. Diese Aussagen müssen wissenschaftlich bewiesen und offiziell zugelassen sein.

Für Pantothensäure sind vier gesundheitsbezogene Aussagen zugelassen:

- „Pantothensäure trägt zu einem normalen Energiestoffwechsel bei."
- „Pantothensäure trägt zu einer normalen Synthese und zu einem normalen Stoffwechsel von Steroidhormonen, Vitamin D und einigen Neurotransmittern bei."
- „Pantothensäure trägt zur Verringerung von Müdigkeit und Ermüdung bei."
- „Pantothensäure trägt zu einer normalen geistigen Leistung bei."

Damit dürfen Lebensmittelhersteller werben, sofern 100 Gramm beziehungsweise Milliliter oder eine Tagesration ihres Produkts, etwa eines angereicherten Lebensmittels oder Nahrungsergänzungsmittels, mindestens 15 Prozent des europäischen Referenzwertes für das Vitamin liefern. Solche Mengen können Sie allerdings auch ganz leicht mit einer ausgewogenen Ernährung ohne verarbeitete Produkte aufnehmen.

Die Tatsache, dass die Hersteller damit werben dürfen, könnte sie dazu motivieren, Mikronährstoffe zuzusetzen und angereicherte Lebensmittel und Nahrungsergänzungsmittel anzubieten, obwohl wir keinen Mangel an den verwendeten Nährstoffen wie beispielsweise Pantothensäure haben.

Mineralstoffe

Den Mineralstoffhaushalt im Blick

Die Mineralstoffe und auch die Spurenelemente unterscheiden sich in ihrer Natur deutlich von den Vitaminen und den Makronährstoffen. Es handelt sich bei ihnen nämlich nicht um organische Verbindungen, die in Bakterien, Pflanzen, Tieren oder Menschen auf- und abgebaut werden, sondern um einzelne anorganische Teilchen. Diese werden vom Körper nicht im eigentlichen Sinne verstoffwechselt, sondern umgesetzt. Deshalb spricht man auch eher vom Haushalt der Mineralstoffe: Je nach aktuellem Zustand speichert Ihr Körper Mineralstoffe, setzt sie aus seinen Depots frei und verschiebt sie zwischen verschiedenen Kompartimenten, also etwa vom Knochen ins Blut. Er scheidet sie über mehrere Wege wie Schweiß und Urin aus. Die Verluste müssen Sie durch erneute Zufuhr ersetzen, damit Ihr Körper langfristig seinen Bestand aufrechterhalten kann. Man spricht dabei von Homöostase. Im Folgenden betrachten wir zunächst die Mineralstoffe, die auch Mengenelemente genannt werden, weil sie im Körper in größeren Mengen von über 50 Milligramm pro Kilogramm Trockengewicht vorkommen: Calcium, Kalium, Magnesium, Natrium und Chlorid sowie Phosphor. Einige kennen Sie vielleicht als Elektrolyte.

Elektrolyte sind Mineralstoffe, die in unserem Körper gelöst sind und eine elektrische Ladung tragen. Die Elektrolyte helfen dem Körper dabei, die normalen Flüssigkeitsspiegel etwa im Blut oder im Zwischenzellraum aufrechtzuerhalten.

Sie sind also wichtig für den Wasserhaushalt des Körpers. Sind viele Elektrolyte vorhanden, fließt Flüssigkeit nach. Sind nur geringe Konzentrationen an Elektrolyten vorhanden, fließt Flüssigkeit ab. Um den Flüssigkeitsspiegel zu regulieren, schleust der Körper aktiv Elektrolyte in Zellen hinein oder aus ihnen heraus. Aber nicht nur für den Flüssigkeitshaushalt sind Mineralstoffe wichtig.

Calcium

STECKBRIEF

- **Wichtig für:** Knochengesundheit, Muskelfunktion, Signalübermittlung im Nervensystem
- **Gute Quellen:** Milch(produkte), grünes Gemüse, manches Mineral- und Leitungswasser
- **Risiko für Unterversorgung:** Jugendliche, ältere Menschen, Verzicht auf Milchprodukte, vegan Lebende

Was ist Calcium?

Calcium ist der wichtigste Mineralstoff im menschlichen Körper in Bezug auf die Menge. Von keinem anderen Mineralstoff kommt im Körper so viel vor – bei einem erwachsenen Menschen kann es über 1 Kilogramm sein. Denn Calcium ist der wesentliche Baustein von Knochen und Zähnen und hält diese stabil. Doch das ist nicht die einzige Aufgabe des Calciums.

Wofür braucht der Körper Calcium?

Außer zum Aufbau und Erhalt starker Knochen braucht der Körper Calcium, damit sich die Muskeln bewegen können und die Nerven Signale in jeder Zelle und in allen Körperteilen übermitteln können. Ohne Calcium könnten wir nicht sehen, nicht hören, keine Berührung spüren. Calcium hält Zellwände stabil und hilft den Blutgefäßen, das Blut durch den Körper zu transportieren. Und es trägt dazu bei, dass Hormone ausgeschüttet werden, die als Signal- und Botenstoffe viele Funktionen im Körper beeinflussen.

Calcium braucht das Vitamin D, um seine Aufgaben gut erfüllen zu können. Vitamin D hilft dem Körper, das Calcium im Darm aufzunehmen und es in die Knochen einzubauen. So sorgen beide Nährstoffe für gesunde Knochen.

Wer braucht wie viel Calcium?

Bis zum Jugendalter steigt die wünschenswerte Zufuhr mit dem Alter auf 1200 Milligramm pro Tag. Denn wer stark wächst, braucht viel Calcium. Für Erwachsene gilt dann eine Menge von 1000 Milligramm pro Tag als angemessen. Schwangere und Stillende müssen nicht mehr Calcium zuführen als die anderen Jugendlichen und Erwachsenen in ihrer Altersgruppe. Denn ihr Körper passt sich dem in der jeweiligen Phase erhöhten Bedarf an, indem er im Darm mehr Calcium aus der Nahrung aufnimmt, weniger über die Niere ausscheidet und den Knochenstoffwechsel vorübergehend anpasst.

- Schon zwei Scheiben Emmentaler Käse und eine Portion Grünkohl liefern zusammen fast 1200 mg Calcium.

Welche Lebensmittel liefern Calcium?

Eine Vielzahl von Lebensmitteln liefert Calcium. Besonders viel Calcium steckt von Natur aus in Milch und so auch in Milchprodukten. In manchem Gemüse wie Grünkohl, Brokkoli und Rucola sowie in Nüssen steckt ebenfalls viel Calcium. Und auch Mineralwasser und Leitungswasser können – je nach Quelle – reichlich Calcium liefern. Achten Sie bei Mineralwasser auf die Angabe des Calciumgehalts auf dem Etikett: Ab 150 Milligramm pro Liter darf sich das Mineralwasser „calciumhaltig" nennen.

Referenzwerte für eine angemessene Zufuhr

Alter	Calcium Milligramm (mg) pro Tag
Säuglinge	
0 bis unter 4 Monate	220
4 bis unter 12 Monate	330
Kinder und Jugendliche	
1 bis unter 4 Jahre	600
4 bis unter 7 Jahre	750
7 bis unter 10 Jahre	900
10 bis unter 13 Jahre	1100
13 bis unter 19 Jahre	1200
Erwachsene	
ab 19 Jahre	1000
Schwangere	1000
unter 19 Jahre	1200
Stillende	1000
unter 19 Jahre	1200

Ausgewählte Lebensmittel mit hohem Gehalt

Angaben pro 100 g

Lebensmittel	Gehalt
Emmentaler Käse (45 % F i. Tr.)	1 372 mg
Noriblatt	1 034 mg
Gouda (45 % F i. Tr.)	958 mg
Tofu	185 mg
Grünkohl (gegart)	179 mg
Paranuss, Rucola	160 mg
Haselnuss	149 mg
Spinat (gegart)	140 mg
Kuhmilch	118 mg
Joghurt (1,5 % Fett)	114 mg

Verarbeiteten Lebensmitteln wie Säften, veganen Milchersatzprodukten wie Sojadrinks oder Cerealien setzen die Hersteller – außer bei Bio-Produkten – häufig Calcium zu, was Sie auch bei einem Blick aufs Etikett erkennen können.

In Lebensmitteln beziehungsweise Mahlzeiten gibt es Stoffe, die die Verfügbarkeit von Calcium für den Körper verschlechtern oder verbessern können. So können Oxalate (zum Beispiel in Spinat), Phytat (in Getreideprodukten) und langkettige gesättigte Fettsäuren unlösliche Komplexe mit Calcium bilden, sodass im Darm weniger Calcium aufgenommen werden kann.

Grundsätzlich kann im Darm mehr vom Calcium aufgenommen werden, wenn die Calciumzufuhr auf mehrere Mahlzeiten über den Tag verteilt und nicht einmalig in größerer Menge zugeführt wird.

Wie zeigt sich ein Mangel an Calcium?

Fehlt dem Körper über lange Zeit Calcium, holt er sich den Mineralstoff aus dem Skelett: Er baut Knochenmasse ab. So kann er die für viele seiner Funktionen erforderliche Calciumkonzentration im Blut (2,2 bis 2,6 Millimol pro Liter) aufrechterhalten. Doch die Knochen werden instabil, weich und verformen sich. Fachleute sprechen bei Erwachsenen von Osteomalazie und bei Kindern von Rachitis. Im schlimmsten Fall kommt es zu brüchigen Knochen, zur sogenannten Osteoporose.

Neben Kindern und Jugendlichen, für die eine gute Versorgung wegen des Wachstums und des Aufbaus einer maximalen Knochenmasse besonders wichtig ist, haben ältere Menschen und Menschen, die wenig oder keine Milch und Milchprodukte essen, häufiger Probleme mit einer ausreichenden Calciumzufuhr. Letzteres betrifft vegan lebende Menschen und Menschen mit – der sehr seltenen – Milchallergie. Bei vegan lebenden Menschen wurden bei einer Calciumzufuhr von weniger als 525 Milligramm pro Tag häufiger Knochenbrüche beobachtet.

Es ist zwar möglich, **dass der Calciumspiegel im Blut** sehr stark auf Werte unter 2,2 mmol/l absinkt, was als Hypocalcämie bezeichnet wird, aber das ist selten.

Weil der Körper die Konzentration von Calcium im Blut streng reguliert und auch bei mangelnder Zufuhr im Normbereich hält, sagt die Blutkonzentration nicht wirklich etwas über den Versorgungsstatus aus. Am ehesten lässt sich dieser anhand der zugeführten abzüglich der ausgeschiedenen Menge berechnen. Das wird in sogenannten Calciumbilanzstudien gemacht. Wenn dabei ein negativer Wert herauskommt, baut der Körper Calcium aus den Knochen ab – das ist ein Zeichen für einen schlechten Calciumstatus.

Wie viel Calcium ist zu viel?

Wer langfristig zu viel Calcium aufnimmt, kann durch den daraus folgenden erhöhten Calciumspiegel im Blut Probleme mit den Nieren und dem Herzen sowie Harnsteine (Ablagerungen in den Nieren und Harnwegen) bekommen. Das kann bei einer Ernährung mit den üblichen Lebensmitteln nicht passieren, aber bei zusätzlicher Einnahme eines Calciumpräparats. Die Europäische Behörde für Lebensmittelsicherheit (EFSA) hat eine tolerierbare Höchstmenge von 2500 Milligramm Calcium pro Tag für Erwachsene festgelegt – das heißt, wer regelmäßig diese Grenze überschreitet, riskiert Nebenwirkungen.

Calcium aus Nahrungsergänzungsmitteln kann auch mit Arzneimitteln in Wechselwirkung treten oder deren Wirkung beeinträchtigen. Das ist beispielsweise bei Arzneimitteln zur Behandlung von HIV-Infektionen, Hypothyreose und Schilddrüsenkrebs (Levothyroxin) der Fall sowie bei Lithium zur Behandlung der bipolaren Störung und bei bestimmten Antibiotika. Wenn Sie solche Medikamente einnehmen und auch Calcium, dann besser mit ein paar Stunden Abstand.

Nur wenn die empfohlene Zufuhrmenge im Schnitt nicht übers Essen und Trinken zu erreichen ist, ist die Einnahme eines Calciumpräparats sinnvoll.

Vegan oder lactoseintolerant?

Milch und Milchprodukte sind zwar die größten Calciumlieferanten – aber es geht auch ohne. Vegan lebende Menschen können mit calciumreichem Gemüse wie Grünkohl, Brokkoli und Rucola, mit Mineralwasser und Nüssen sowie mit einer Vielzahl mit Calcium angereicherten veganen Produkten (sofern es keine Bio-Produkte sind) wie Sojagetränken, Fruchtsäften, Tofu und Cerealien angemessene Mengen an Calcium aufnehmen.

Menschen mit Lactoseintoleranz, die den Milchzucker Lactose nicht vertragen, können zum Beispiel auf calciumreiche, aber lactosearme Milchprodukte wie Joghurt und gereiften Käse (zum Beispiel Hart- und Schnittkäse wie Emmentaler, Parmesan und Gouda) und auf lactosefreie Milchprodukte zurückgreifen.

Kalium

STECKBRIEF

- **Wichtig für:** Organe, Muskeln, Nerven, Blutdruckregulation
- **Gute Quellen:** Gemüse und Obst, Nüsse, Bitterschokolade, Kartoffeln, Hülsenfrüchte
- **Risiko für Unterversorgung:** Lang anhaltende Unterernährung, Durchfall oder Erbrechen, Überfunktion der Nebennieren, Medikamenteneinnahme

Was ist Kalium?

Kalium ist ein in vielen Lebensmitteln enthaltener lebensnotwendiger Mineralstoff. Und jede Zelle unseres Körpers ist auf ihn angewiesen. Im Team mit Natrium und Chlorid gehört Kalium zu den wichtigsten Elektrolyten im menschlichen Körper und ist an vielen Prozessen beteiligt. Der Körper von Erwachsenen enthält pro Kilogramm Körpergewicht etwa 1700 Milligramm Kalium.

Wofür braucht der Körper Kalium?

Der Körper braucht Kalium für fast alles, was er tut. Dazu gehört die ordnungsgemäße Funktion von Nieren und Herz sowie von Muskeln und Nerven. Denn Sie können sich jede Körperzelle wie eine winzige Batterie vorstellen, die ein bestimmtes Gleichgewicht an elektrischen Ladungen braucht, um reibungslos zu funktionieren oder zu kommunizieren. Kalium spielt gemeinsam mit Natrium eine Schlüsselrolle, um die dafür notwendige Spannung zwischen dem Inneren und dem Äußeren der Zelle zu erzeugen.

Als einer der Elektrolyte hilft Kalium dabei, die normalen Flüssigkeitsspiegel in den jeweiligen Teilen der Zelle aufrechtzuerhalten, denn diese hängen von der vorhandenen Menge an Elektrolyten ab, die den sogenannten osmotischen Druck bedingen:

Referenzwerte für eine angemessene Zufuhr

Alter	Kalium Milligramm (mg) pro Tag
Säuglinge	
0 bis unter 4 Monate	400
4 bis unter 12 Monate	600
Kinder und Jugendliche	
1 bis unter 4 Jahre	1100
4 bis unter 7 Jahre	1300
7 bis unter 10 Jahre	2000
10 bis unter 13 Jahre	2900
13 bis unter 15 Jahre	3600
Jugendliche und Erwachsene	
ab 15 Jahre	4000
Schwangere	4000
Stillende	4400

Wenn die Menge der Elektrolyte hoch ist, zieht das Flüssigkeit an, wenn sie hingegen niedrig ist, fließt Flüssigkeit ab. So ist Kalium daran beteiligt, den Blutdruck zu regulieren, ebenso wie den Haushalt unseres Körpers mit Wasser, Elektrolyten sowie Säuren und Basen. Ein ausgeglichener Säure-Basen-Haushalt hält den für die Körperfunktionen notwendigen pH-Wert des Blutes in seinem Normbereich um 7,4.

Außerdem ermöglicht Kalium Enzymen die Arbeit, die für Wachstumsprozesse bedeutsam sind, und es beeinflusst die Freisetzung von Hormonen.

Wer braucht wie viel Kalium?

Während des Wachstums – also vom Säuglingsalter bis zur frühen Jugend – sollte die Zufuhr aufgrund des steigenden Bedarfs immer höher werden. Ab dem Alter von 15 Jahren und im Erwachsenenalter liegt die angemessene Zufuhr dann bei 4000 Milligramm pro Tag. Schwangere brauchen nicht mehr, aber Stillende verlieren Kalium mit der Frauenmilch und sollten 4400 Milligramm Kalium über die Ernährung zu sich nehmen.

Welche Lebensmittel liefern Kalium?

Fast alle Lebensmittel liefern Kalium. Besonders viel Kalium steckt in ihrer konzentrierten Form wie Tomatenmark oder Trockenobst. Aber schon in der ursprünglichen Form liefern Gemüse und Obst wie Tomaten, Karotten, Kohlrabi, Avocado, Aprikosen und Bananen reichlich Kalium. Auch in Nüssen, Bitterschokolade, Kartoffeln, Hülsenfrüchten wie Erbsen und einigen Vollkornmehlen steckt viel davon.

Wie zeigt sich ein Mangel an Kalium?

Da fast alle Lebensmittel Kalium enthalten, ist ein Kaliummangel durch zu geringe Zufuhr über die Ernährung selten. Er kann aber als Folge von lang anhaltender Unterernährung und bei einer Überfunktion der Nebennieren (Conn-Syndrom) auftreten. Außerdem können starke Kaliumverluste durch längere Phasen mit Durchfall oder Erbrechen, durch Missbrauch von Abführmitteln, Einnahme mancher harntreibender Medikamente (Diuretika) oder eine Dialyse zu einem Kaliummangel (Hypokaliämie) führen.

Aber auch jenseits davon, einen klinischen Mangel zu erzeugen, ist eine niedrige Kaliumzufuhr ungünstig. Denn aus Studien geht hervor, dass Menschen, die mit ihrer Ernährung 3500 bis 4700 Milligramm pro Tag aufnehmen, seltener Probleme mit Bluthochdruck haben und dadurch möglicherweise seltener Herz-Kreislauf-Krankheiten entwickeln als Menschen, die weniger Kalium essen. Das heißt aber wiederum nicht, dass Sie vorsorglich Kaliumtabletten einnehmen sollten. Denn die mit Vorteilen verbundene Kaliumzufuhr liegt im Bereich der ohnehin wünschenswerten und hierzulande durch die Ernährung erreichten Menge. Abgesehen

Ausgewählte Lebensmittel mit hohem Gehalt

Angaben pro 100 g

Lebensmittel	Gehalt
Bitterschokolade	2000 mg
Aprikose (getrocknet)	1400 mg
Tomatenmark	1200 mg
Trockenpflaumen, Rosinen	800 mg
Haselnuss, Cashewkerne, Erdnuss, Mandeln	700 mg
Dinkel-, Roggen- und Buchweizenvollkornmehl	400–700 mg
Banane	367 mg
Karotte (roh)	355 mg
Kartoffel (geschält, gegart)	340 mg
Tomate	235 mg

davon: Dass die in den Studien festgestellten Risikosenkungen allein durchs Kalium kommen, ist unwahrscheinlich. Denn das Kalium stammt hauptsächlich aus Gemüse und Obst, sodass die Vorteile auch die Folge einer insgesamt gesunden Ernährung mit vielen anderen Nährstoffen, Ballaststoffen und sekundären Pflanzenstoffen sein könnten.

Bei der **sogenannten Hypokaliämie** mit einem Kaliumspiegel von unter 3,5 mmol/l Blutserum kommt es zu Symptomen wie Verstopfung, allgemeiner Erschöpfung, Muskelschwäche, Lähmungen und unregelmäßigem Herzschlag. Schwere Hypokaliämie kann lebensbedrohlich sein.

Kann viel Kalium schädlich sein?

Isst ein Menschen mit gut funktionierenden Nieren zu viel Kalium, scheidet er den Überschuss mit dem Urin aus. Schluckt er über ein Kaliumpräparat eine sehr hohe Dosis in kurzer Zeit, schaffen die Nieren die Entsorgung aber nicht. Es kann zu einem erhöhten Kaliumspiegel im Blut kommen. Diese sogenannte Hyperkaliämie (Kaliumspiegel im Blut über 5,5 Millimol pro Liter) kann zu Darmverschluss, Muskelschwäche und -lähmung, Lungenversagen und Herzrhythmusstörungen führen. Die Einnahme von Kaliumpräparaten sollte nur bei nachgewiesenem Mangel und nur unter ärztlicher Aufsicht erfolgen.

Auch bei Menschen mit chronischer Nierenkrankheit, Typ-1-Diabetes, Lebererkrankung, Herzinsuffizienz oder Einnahme bestimmter Medikamente kann es zur Hyperkaliämie kommen. Beispiele für solche Medikamente sind kaliumsparende Diuretika und zur Behandlung von Bluthochdruck, Herz- und Nierenkrankheiten eingesetzte Angiotensin-Converting-Enzym-Hemmer, auch bekannt als ACE-Hemmer, da sie die Kaliumausscheidung über den Urin hemmen.

Menschen, bei denen das Risiko einer Hyperkaliämie besteht, sollten mit dem Arzt oder der Ärztin darüber sprechen, wie viel Kalium sie unbedenklich mit ihrer Ernährung aufnehmen können. Ist eine kaliumarme Ernährung nötig, kann eine Ernährungsberatung (siehe Seite 166) die richtigen Kniffe vermitteln.

Magnesium

STECKBRIEF

- **Wichtig für:** Cofaktor von Enzymen, Energiegewinnung, Bildung von DNA und Knochen, Reizübertragung durch Nervenzellen, Muskelarbeit
- **Gute Quellen:** Nüsse und Samen, Vollkornprodukte, Hülsenfrüchte, grünes Blattgemüse, Kakao
- **Risiko für Unterversorgung:** Nieren- oder Darmerkrankungen, Durchfälle und Erbrechen, Alkoholmissbrauch, Medikamenteneinnahme

Was ist Magnesium?

Magnesium ist ein für viele Prozesse im menschlichen Körper wichtiger Mineralstoff. In uns stecken etwa 25 Gramm davon. Je nachdem, wie der Status des Körpers ist und wie viel Nachschub er mit den Lebensmitteln bekommt, nimmt unser Körper unterschiedlich viel Magnesium auf und scheidet unterschiedlich viel davon mit dem Urin aus. Er passt sich also – bis zu einem gewissen Maß – gut an unterschiedliche Zufuhrmengen an.

Wofür braucht der Körper Magnesium?

Die Arbeit von mehr als 600 Enzymen im Körper hängt von Magnesium ab. Der Mineralstoff ist ein sogenannter Cofaktor dieser Enzyme, also der Katalysatoren biochemischer Reaktionen. Diese Biokatalysatoren funktionieren nur zusammen mit ihrem Cofaktor. Deshalb benötigen von ihnen abhängige Stoffwechselprozesse wie das Gewinnen von Energie und die Bildung und Stabilisierung von DNA und der Knochensubstanz Magnesium.

Außerdem reguliert Magnesium die Reizübertragung durch Nervenzellen und die Arbeit der Muskeln, es ist wichtig für den Herzrhythmus und den Blutdruck.

Referenzwerte für eine angemessene Zufuhr

Alter	Magnesium Milligramm (mg) pro Tag	
	männlich	**weiblich**
Säuglinge		
0 bis unter 4 Monate	24	
4 bis unter 12 Monate	80	
Kinder und Jugendliche		
1 bis unter 4 Jahre	170	
4 bis unter 7 Jahre	190	
7 bis unter 10 Jahre	240	
10 bis unter 13 Jahre	260	230
13 bis unter 15 Jahre	280	240
15 bis unter 19 Jahre	330	260
Erwachsene		
ab 19 Jahre	350	300
Schwangere		300
Stillende		300

Wer braucht wie viel Magnesium?

Die benötigte Menge an Magnesium hängt von Alter und Geschlecht ab. Sie steigt bis zum jungen Erwachsenenalter an und ist bei Männern mit 350 Milligramm pro Tag höher als bei Frauen mit 300 Milligramm. Schwangere und Stillende scheinen keine höhere Zufuhr zu benötigen. Zwar gibt die Schwangere Magnesium an das Ungeborene ab und Stillende verlieren Magnesium über die Frauenmilch. Aber ihr Körper gleicht das möglicherweise aus, etwa indem er die Aufnahmerate im Darm erhöht und die Abgabe mit dem Urin verringert.

- Mehr als die Hälfte der höchsten wünschenswerten Zufuhr liefert schon ein Frühstück aus einer Banane, 60 g Haferflocken und 150 g Joghurt.

Brauchen Sportlerinnen und Sportler mehr Magnesium?

Beim Schwitzen verliert der Körper relativ wenig Magnesium. Unklar ist derzeit aber, ob der Körper durch Sport mehr Magnesium über den Urin oder Stuhl verliert. Dazu gibt es widersprüchliche Studienergebnisse.

Möglicherweise hängt es davon ab, wie intensiv und wie umfangreich jemand trainiert. Unabhängig davon können gesunde Sportler und Sportlerinnen im Allgemeinen über eine ausgewogene Ernährung, die ihren Energiebedarf deckt, ausreichende Mengen an Mikronährstoffen aufnehmen und brauchen keine Nahrungsergänzungsmittel.

Welche Lebensmittel liefern Magnesium?

Schokoladen-Fans dürfen sich freuen: Kakao und damit auch insbesondere dunkle Schokolade enthalten viel Magnesium. In Bitterschokolade sind es etwa 300 Milligramm pro 100 Gramm. Nüsse, Kerne und Samen wie Paranuss, Mandeln, Sonnenblumen- und Kürbiskerne sowie Leinsamen und Sesam liefern auch viel Magnesium. Außerdem Vollkornprodukte und Hülsenfrüchte wie Kidneybohnen, Linsen, Erbsen sowie grünes Blattgemüse wie Mangold und Blattspinat, Fisch und Meeresfrüchte.

Andere Lebensmittel wie Kartoffeln, Bananen, Fleisch und Milchprodukte enthalten zwar verhältnismäßig wenig Magnesium, da wir aber üblicherweise viel davon essen, tragen sie auch zu unserer Magnesiumversorgung bei.

Getränke wie Wasser, Fruchtsaft und auch Espresso liefern ebenfalls Magnesium. Aber: Koffein kann – ebenso wie Alkohol – dazu führen, dass die Nieren mehr Magnesium ausscheiden.

Ausgewählte Lebensmittel mit hohem Gehalt

Angaben pro 100 g

Lebensmittel	Gehalt
Kakao	545 mg
Weizenkleie	480 mg
Paranuss	379 mg
Saaten wie Sonnenblumenkerne	330 mg
Mandeln	218 mg
Haferflocken, Vollkornmehl	120 mg
Mangold (gegart)	83 mg
Garnelen	72 mg
Vollkornbrot/-brötchen	60–90 mg
Hülsenfrüchte wie Kidneybohnen, Linsen, Erbsen (gegart)	42–86 mg

Wie zeigt sich ein Mangel an Magnesium?

Kurzfristig verursacht eine zu geringe Magnesiumzufuhr keine Symptome.

Wenn gesunde Menschen zu wenig Magnesium zu sich nehmen, helfen die Nieren, das Magnesium im Körper zurückzuhalten, indem sie die über den Urin ausgeschiedene Menge begrenzen. Das heißt, der Körper hält den Magnesiumhaushalt „homöostatisch" (siehe Seite 93) aufrecht.

Fehlt Magnesium über einen längeren Zeitraum, kann es zu Mangelsymptomen kommen. Das ist bei Gesunden ohne einseitige Ernährung relativ selten, weil Magnesium in vielen Lebensmitteln vorkommt. Ein Mangel ist eher die Folge anderer Ursachen, die die Magnesiumaufnahme oder -ausscheidung stören. Dazu zählen unter anderem Nieren- oder Darmerkrankungen, Durchfälle und Erbrechen sowie dauerhafte Einnahme von Alkohol oder Medikamenten wie harntreibenden Mitteln (Diuretika), Abführmitteln (Laxantien), Antibiotika und oraler Verhütungsmittel („die Pille").

Zu den Anzeichen eines Magnesiummangels gehören Appetitlosigkeit, Übelkeit, Erbrechen, Müdigkeit und Schwäche. Extremer Magnesiummangel kann zu einem Mangel an Calcium und Kalium führen sowie Symptomen wie Taubheit, Kribbeln, Muskelkrämpfen, plötzlichen Verhaltensänderungen und Herzrhythmusstörungen. Weil Magnesium so vielfältige Funktionen hat und mit anderen Mineralstoffen wechselwirkt, sind Symptome nicht unbedingt nur dem fehlenden Magnesium zuzuschreiben.

i Obwohl er so eng homöostatisch reguliert wird, dient der **Magnesiumspiegel im Blutserum** – mangels anderer geeigneter Parameter – als Maß für den Status. Werte unter 0,75 mmol/l weisen auf einen Magnesiummangel hin (und Werte über 0,96 mmol/l auf eine übermäßige Zufuhr). Mangelsymptome treten erst bei Magnesiumspiegeln unter 0,5 mmol/l auf.

Wie viel Magnesium ist zu viel?

Das natürlicherweise in Lebensmitteln vorkommende Magnesium ist auch bei hohen Konzentrationen nicht schädlich und muss nicht eingeschränkt werden. Obwohl die Nieren einen Überschuss über den Urin ausscheiden, sollte Magnesium aus Nährstoffpräparaten jedoch nicht in zu hohen Mengen eingenommen werden (es sei denn, es ist ärztlich verordnet). Denn das kann bei Dosen etwa ab 300 Milligramm Magnesium pro Tag zu Durchfall, Übelkeit und Bauchkrämpfen führen. Eine extrem hohe Dosis kann zu unregelmäßigem Herzschlag und Herzstillstand führen.

Achtung Wechselwirkungen

Zwischen der Einnahme eines Magnesiumpräparats und der von Arzneimitteln kann es ungünstige Wechselwirkungen geben: Magnesium kann die Wirkung bestimmter Arzneimittel wie Bisphosphonaten bei Osteoporose und Antibiotika verschlechtern. Harntreibende Mittel (Diuretika) und verschreibungspflichtige Mittel gegen Sodbrennen oder Magengeschwüre können den Magnesiumstatus verschlechtern. Auch andere Mineralstoffe oder Spurenelemente wie Calcium, Zink und Eisen, die zusätzlich über Präparate eingenommen werden, können dazu führen, dass der Körper Magnesium nicht gut aufnehmen und verwerten kann.

Wundermittel Magnesium?

Magnesiumprodukte sind die beliebtesten Nahrungsergänzungsmittel in Deutschland. Doch helfen sie wirklich gegen so viele Beschwerden, wie vor allem viele Onlineanbieter oder Befürworter der Einnahme hoher Dosen behaupten? Wir checken ein paar Zusammenhänge.

- **Muskelkrämpfe:** Obwohl Magnesiumpräparate häufig bei Wadenkrämpfen in der Nacht oder beim Sport zum Einsatz kommen – es fehlen wissenschaftliche Belege, dass sie helfen.
- **Migräne:** Mehrere kleine Studien haben ergeben, dass Magnesiumpräparate die Häufigkeit von Migräne leicht verringern können. Deshalb stufen die Herausgeber der Leitlinie zur Migränetherapie und -prophylaxe die wissenschaftliche Beweislage für die Wirkung von Magnesium als schwach ein, genau wie bei Vitamin B_2 (siehe Seite 35). Das heißt: Magnesium könnte möglicherweise gegen Migräne helfen, es sind aber weitere Studien erforderlich, um das sicher zu klären. Falls Sie Magnesium zu diesem Zweck einnehmen, sollten Sie es auf jeden Fall nur unter ärztlicher Aufsicht tun.
- **Bluthochdruck:** Hoher Blutdruck ist ein Risikofaktor für Herz-Kreislauf-Erkrankungen und Schlaganfälle. Studienergebnisse deuten

darauf hin, dass Magnesiumpräparate den Blutdruck in geringem Maße senken können. Allerdings ist die wissenschaftliche Datenlage nicht gut genug, um entsprechende Empfehlungen auszusprechen. Deshalb nennen weder die deutsche Leitlinie zu Bluthochdruck aus dem Jahr 2023 noch internationale Leitlinien die Einnahme von Magnesium als Maßnahme gegen Bluthochdruck.

Was darf die Lebensmittelwerbung?

Für den Mineralstoff Magnesium sind zahlreiche Werbeaussagen von der Europäischen Behörde für Lebensmittelsicherheit (EFSA) wissenschaftlich geprüft und in der Europäischen Union zugelassen. Diese lauten folgendermaßen:

- „Magnesium trägt zur Verringerung von Müdigkeit und Ermüdung bei."
- „Magnesium trägt zum Elektrolytgleichgewicht bei."
- „Magnesium trägt zu einem normalen Energiestoffwechsel bei."
- „Magnesium trägt zu einer normalen Funktion des Nervensystems bei."
- „Magnesium trägt zu einer normalen Muskelfunktion bei."
- „Magnesium trägt zu einer normalen Eiweißsynthese bei."
- „Magnesium trägt zur normalen psychischen Funktion bei."
- „Magnesium trägt zur Erhaltung normaler Knochen bei."
- „Magnesium trägt zur Erhaltung normaler Zähne bei."
- „Magnesium hat eine Funktion bei der Zellteilung."

Bei diesen Aussagen geht es darum, dass Magnesium die genannten Funktionen aufrechterhält. Sie sind aber nicht so zu verstehen, dass Magnesium eine Leistungssteigerung bewirken oder bestehende Krankheiten heilen kann. Wie schon thematisiert, kann eine Extradosis eines Mikronährstoffs die Funktionen des Körpers nur dann verbessern, wenn diese aufgrund eines Mangels gestört sind.

Natrium und Chlorid

STECKBRIEF

- **Wichtig für:** Regulation von Wasserhaushalt und Blutdruck, Stofftransport, Signalübermittlung
- **Gute Quelle:** Salz
- **Risiko für Unterversorgung:** Sehr starkes Schwitzen, akute Magen-Darm-Entzündungen, längeres Erbrechen, Überdosis harntreibender Medikamente bei gleichzeitig extrem erhöhter Wasserzufuhr

Was ist Natrium, was ist Chlorid?

Natrium und Chlorid sind – wie Calcium, Magnesium, Phosphor und Kalium – lebensnotwendige Mineralstoffe. Über die Ernährung nehmen wir die beiden meist in Kombination auf – als Natriumchlorid. Das ist das Kochsalz, unser Speisesalz. Auch im menschlichen Körper arbeiten sie gerne im Team. Daher finden Sie diese beiden auch in einem gemeinsamen Porträt an dieser Stelle.

Wofür braucht der Körper Natrium und Chlorid?

Natrium und Chlorid sind – zusammen mit Kalium – wichtige Elektrolyte des Körpers und an vielen Prozessen beteiligt. Sie helfen, Substanzen über Zellmembranen zu transportieren und Signale der Nervenzellen weiterzuleiten. Chlorid ist außerdem Bestandteil der Magensäure (Salzsäure), die unser Körper für die Verdauung des Essens und für die Aufnahme von Mineralstoffen und Vitamin B_{12} braucht.

Außerdem regulieren auch Natrium und Chlorid maßgeblich den Wasserhaushalt und den Blutdruck mit. Dabei ist Natrium der Gegenspieler von Kalium. Ein Zuviel an Natrium führt über den Einfluss auf den osmotischen Druck (siehe Seite 99) dazu, dass der Körper Flüssigkeiten ansammelt und der Blutdruck ansteigt. Das ist der Grund, weshalb es schädlich

Referenzwerte für eine angemessene Zufuhr

Alter	Natrium	Chlorid
	Milligramm (mg) pro Tag	
Säuglinge		
0 bis unter 4 Monate	130	300
4 bis unter 12 Monate	200	450
Kinder		
1 bis unter 4 Jahre	400	600
4 bis unter 7 Jahre	500	750
7 bis unter 10 Jahre	750	1150
10 bis unter 13 Jahre	1 100	1 700
13 bis unter 15 Jahre	1 400	2 150
Jugendliche und Erwachsene		
ab 15 Jahre	1 500	2 300
Schwangere	1 500	2 300
Stillende	1 500	2 300

sein kann, zu viel Salz – also Natriumchlorid – zu essen: Es ist ein Risikofaktor für Bluthochdruck, der wiederum Herz-Kreislauf-Krankheiten und Schlaganfälle nach sich ziehen kann (siehe Seite 112).

Wer braucht wie viel Natrium und Chlorid?

Die angemessene Zufuhr von Natrium und Chlorid steigt bis zum Alter von 15 Jahren an und liegt dann für Jugendliche und Erwachsene bei 1500 Milligramm Natrium und 2300 Milligramm Chlorid pro Tag.

i Die als angemessen erachtete Natriumzufuhr von **1 500 mg pro Tag bei Erwachsenen** entspricht circa 3,8 g Salz. In einem mit zwei Scheiben Gouda belegten Brötchen stecken 1,4 g Salz. Die Ernährung liefert Natrium und Chlorid hierzulande in weit über der angemessenen Zufuhr liegenden Menge. Um die Mengen zu beschränken, sollte nicht mehr als **1 TL (6 g) Speisesalz** pro Tag konsumiert werden.

Welche Lebensmittel liefern Natrium und Chlorid?

Die Antwort auf diese Frage zielt im Gegensatz zu den meisten anderen Mikronährstoffen bei Natrium und Chlorid eher darauf ab, Sie darüber zu informieren, welche Lebensmittel wenig davon liefern. Und wenig Natrium und Chlorid bedeutet in erster Linie: wenig zugesetztes Salz.

Denn Natrium und Chlorid sind natürlicherweise nur in relativ geringen Mengen in unserer Nahrung enthalten. Das heißt, Gemüse, Obst, Nüsse und allgemein unverarbeitete Lebensmittel liefern wenig Natrium und Chlorid.

Das meiste Natrium und Chlorid kommt beim Verarbeiten und Zubereiten der Lebensmittel in Form von Salz hinzu, das die Lebensmittel haltbar und schmackhaft macht. Neben dem Speisesalz nutzt die Lebensmittelindustrie auch diverse Natriumsalze zu technologischen Zwecken als Hilfs- und Zusatzstoffe.

Viel Natrium und Chlorid steckt also in verarbeiteten Lebensmittel wie Brot und anderem Gebäck, Käse, Wurstwaren und Fischkonserven. Bei verpackten Produkten müssen die Hersteller auf die Verpackung schreiben, wie viel Salz drinsteckt.

In der eigenen Küche haben Sie allerdings die Dosis von Salz selbst in der Hand: Kaufen Sie möglichst die puren Zutaten. Gewürze und Kräuter geben dem Essen Pfiff, sodass es auch mit weniger Salz schmeckt. Nach und nach können sich Ihre Geschmacksnerven an schwächer Gesalzenes gewöhnen.

Ganz ohne Salzzusatz tragen auch Trink-, Mineral- und Tafelwasser – je nach Quelle in unterschiedlichem Umfang – zur Natrium- und Chloridaufnahme bei.

Wie zeigt sich ein Mangel an Natrium oder Chlorid?

Die meisten Menschen hierzulande essen zu viel Salz und damit viel Natrium und Chlorid. Ein Mangel an diesen Mineralstoffen kommt daher in industrialisierten Ländern im Allgemeinen nicht vor.

Nur Ausnahmesituationen, in denen der Körper viel davon verliert, können zu einem Mangel führen. Mögliche Ursachen sind zum Beispiel sehr starkes Schwitzen, akute Magen-Darm-Entzündungen oder eine Überdosis harntreibender Medikamente bei gleichzeitig extrem erhöhter Wasserzufuhr. Bei Chlorid kann längeres starkes Erbrechen einen Mangel verursachen.

Symptome eines Natriummangels (Hyponatriämie mit Natriumspiegel unter 120 Mikromol pro Liter Blut) sind unter anderem Verwirrtheit, Appetitlosigkeit, Übelkeit und Erbrechen sowie erniedrigter Blutdruck, Herzrhythmusstörungen, Krämpfe und Koma. Beim Chloridmangel kann auch der Blutdruck sinken, der Herzrhythmus kann gestört und der pH-Wert im Blut erhöht sein.

Trinken beim Sport – sowohl zu wenig als auch zu viel ist ungesund und schlecht für die Leistungsfähigkeit: Früher galt auch im Ausdauersport das Motto „Trinken bevor der Durst kommt". Wer jedoch beispielsweise einen Marathon läuft und zu viel von mineralstoffarmen Getränken wie Leitungswasser trinkt, riskiert eine Hyponatriämie, also eine **„Wasservergiftung" mit zu niedrigem Natriumspiegel** im Blut. Es gibt Extremfälle, in denen das bei Freizeitsportlern und Sportlerinnen zu Krankenhauseinweisungen durch Hirnödem und zum Tod führte. Deshalb: Nicht über den Durst trinken! Orientieren Sie sich am Durstgefühl, denn so können Sie sowohl Leistungseinbußen durch Wassermangel als auch einer Hyponatriämie vorbeugen. Als Sportgetränk bei längeren Belastungen von über 90 Minuten eignen sich leicht hypotone oder isotone kohlenhydrathaltige Getränke mit 400 bis 1 100 mg Natrium pro Liter.

Hypotone Getränke sind Wasser und Mineralwasser. Sie haben eine geringere Konzentration gelöster Teilchen (Mineralstoffe) als das Blut. Die Aufnahme der Flüssigkeit ist hier langsamer als bei isotonischen Getränken, da hypotone Getränke schnell verfügbare Kohlenhydrate besitzen. Sie eignen sich gut zur schnellen Rehydration, da sie bereits im Dünndarm vollständig absorbiert werden.

Isotone Getränke sind beispielsweise Fruchtsaftschorlen, spezielle Sportgetränke oder auch alkoholfreies Bier. Sie haben die gleiche Konzentration gelöster Teilchen (Mineralstoffe) wie das Blut und werden am schnellsten vom Körper aufgenommen. Da sie Kohlenhydrate liefern, sind sie empfehlenswert bei schwerer körperlicher Arbeit sowie beim Sport.

Kann viel Natrium oder Chlorid schädlich sein?

Eine übermäßige Natriumzufuhr lässt die Konzentration von Natrium in den Körperflüssigkeiten ansteigen. Um das auszugleichen, erhöht der Körper teilweise das Volumen der Flüssigkeiten. Das kann zu Wassereinlagerungen (Ödemen) führen, wenn die Natriumspiegel dauernd zu hoch

Nutzen Sie die salzärmere Variante!

Folgende Tabelle zeigt Ihnen salzärmere Alternativen zu Lebensmitteln mit einem hohen Salzgehalt.

Mehr Salz	Weniger Salz
BROT UND GEBÄCK	
Mischbrot	Vollkornbrot
Weizentoast	Weizenvollkorn-Toast
Knäckebrot	Pumpernickel
Laugenbrötchen und -gebäck	Vollkornbrötchen
KÄSE	
Gouda	Emmentaler
Parmesan	Bergkäse
Schmelzkäse	Frischkäse
Blauschimmelkäse	Camembert
Schafskäse/Feta	Mozzarella
WURST UND FISCH	
Lachsschinken	Schinkenwurst
Geräucherter Schinken	Kochschinken
Teewurst	Feine Leberwurst
Matjes	Brathering
Rollmops	Heringsfilet in Tomatensoße
FERTIGGERICHTE	
Tiefkühlpizza Salami	Tiefkühlpizza Gemüse
Gemüsekonserve	Tiefkühlgemüse
Maultaschen	Nudeln mit Pesto
Cheeseburger	Hamburger
SNACKS	
Salzstangen	Grissini
Gesalzene Nüsse	Naturbelassene Nüsse
Kartoffelchips	Gemüsesticks

Was bedeutet „reduzierter Natriumgehalt“ und „salzarm“?

- **reduzierter Natriumgehalt** beziehungsweise **reduzierter Kochsalzgehalt**: Das Produkt muss mindestens 25 Prozent weniger Kochsalz gegenüber vergleichbaren Produkten enthalten.
- **salzarm**: Ein Produkt mit dieser Bezeichnung darf höchstens 0,12 Gramm Natrium pro 100 Gramm bzw. 100 Milliliter Lebensmittel enthalten. Das entspricht rund 0,3 Gramm Salz pro 100 Gramm Lebensmittel.

sind. Weitere Symptome können zum Beispiel Bluthochdruck mit Schwindel und Erbrechen, Haut- und Schleimhautaustrocknung sowie Herzversagen sein. Eine Salzvergiftung kann infolge von Atem- und Herzstörungen zum Tod führen.

Die Europäische Behörde für Lebensmittelsicherheit (EFSA) legt keine tolerierbare Obergrenze für Natrium fest, auch nicht für Chlorid. Eindeutig auf Chlorid zurückzuführende Vergiftungserscheinungen sind bisher nicht untersucht.

Wer langfristig viel Speisesalz isst, hat unter Umständen eher einen **erhöhten Blutdruck.** Bluthochdruck erhöht wiederum das Risiko für Krankheiten des Herz-Kreislauf-Systems und der Nieren.

Reagieren alle Menschen gleich auf viel Salz?

Ob und wie stark sich der Blutdruck durch viel Salz verändert, ist von Mensch zu Mensch verschieden. Menschen, deren Blutdruck sich bei variierendem Salzverzehr ändert, gelten als „salzsensitiv". Studienergebnisse zeigen, dass etwa jeder zweite bis dritte Mensch mit Bluthochdruck salzsensitiv ist, also auf veränderte Salzmengen im Essen reagiert. Bei Menschen mit normalen Blutdruckwerten ist nur etwa jeder Fünfte bis Zehnte „salzsensitiv". Individuell zu bestimmen, ob jemand salzsensitiv reagiert oder nicht, ist in der Praxis leider nicht möglich. Aus diesem Grund schlagen Fachgesellschaften wie die Deutsche Gesellschaft für Ernährung (DGE) und die Politik vor, dass Menschen in der Bevölkerung insgesamt weniger Salz essen sollten, damit weniger Menschen an Bluthochdruck und Herz-Kreislauf-Leiden erkranken. Nach folgenden Gleichungen können Sie den Salzgehalt in Natrium umrechnen und umgekehrt: 1 Gramm Kochsalz entspricht etwa 0,4 Gramm Natrium. 1 Gramm Natrium entspricht etwa 2,5 Gramm Kochsalz.

Phosphor

STECKBRIEF

- **Wichtig für:** Knochen, Zähne, Zellmembranen und viele Moleküle wie DNA und energiereiche Verbindungen
- **Gute Quellen:** Phosphor steckt in fast allen Lebensmitteln
- **Risiko für Unterversorgung:** Stoffwechselstörungen

Was ist Phosphor?

Phosphor ist ein lebensnotwendiger Mineralstoff, der in praktisch allen Lebensmitteln vorkommt.

Im menschlichen Körper ist er in jeder Zelle enthalten, ein Teil davon in den Genen als Bestandteil der DNA-Moleküle. Der größte Teil des Phosphors – insgesamt etwa 600 bis 700 Gramm im Körper eines Erwachsenen – befindet sich in den Knochen und Zähnen.

Wofür braucht der Körper Phosphor?

Der Körper braucht Phosphor als Baustein für Knochen, Zähne sowie Zellmembranen und viele Moleküle im Körper, etwa die DNA. Phosphor ist an zahlreichen Stoffwechselprozessen beteiligt: Als Bestandteil des Adenosintriphosphats (ATP) – das ist sozusagen die Währung der Energie in unserem Körper – übernimmt es eine Schlüsselrolle in der Umwandlung von Nahrung in Energie und von Energie in die Arbeit des Körpers.

i Der Stoffwechsel von Phosphat hängt **eng mit dem von Calcium und Vitamin D** zusammen. Vitamin D sowie andere Hormone wie das Parathormon regulieren den Haushalt der beiden Mineralstoffe an den zentralen Stellen Knochen, Darm und Nieren.

Referenzwerte für eine angemessene Zufuhr

Alter	Phosphor Milligramm (mg) pro Tag
Säuglinge	
0 bis unter 4 Monate	120
4 bis unter 12 Monate	180
Kinder und Jugendliche	
1 bis unter 4 Jahre	330
4 bis unter 7 Jahre	410
7 bis unter 10 Jahre	500
10 bis unter 13 Jahre	610
13 bis unter 19 Jahre	660
Erwachsene	
ab 19 Jahre	550
Schwangere	550
Stillende	550

Wer braucht wie viel Phosphor?

Wie viel Phosphor ein Mensch braucht, hängt vom Alter ab. Ältere Kinder und Jugendliche bis 19 Jahre brauchen schätzungsweise mit 660 Milligramm pro Tag am meisten davon, weil im Wachstum aufwendige Aufbauprozesse stattfinden. Erwachsene sollten laut Deutscher Gesellschaft für Ernährung (DGE) 550 Milligramm pro Tag aufnehmen.

Fast alle Lebensmittel liefern Phosphor, sodass die angemessene Zufuhr leicht erreicht und überschritten wird.

Welche Lebensmittel liefern Phosphor?

Phosphor beziehungsweise die in der Natur hauptsächlich vorkommenden Phosphate stecken in fast allen Lebensmitteln. Natürlicherweise phosphatreiche Lebensmittel sind etwa Hülsenfrüchte, Nüsse, Samen und Fleisch. Auch Milchprodukte wie Joghurt, Milch und Käse, Gemüse wie Spargel und Getreideprodukte wie Brot und Haferflocken liefern Phosphat.

Zudem setzt die Lebensmittelindustrie Phosphate als Zusatzstoffe in vielen verarbeiteten Lebensmitteln ein, beispielsweise in Cola, Sahneerzeugnissen, Milchpulver, Schokolade und Wurst. Die Phosphate dienen etwa als Säureregulatoren, als Schmelzsalze bei der Schmelzkäseherstellung oder als Lockerungsmittel für Backwaren. Hersteller müssen die zugesetzten Phosphate in der Zutatenliste mit ihrer speziellen Bezeichnung oder E-Nummer angeben: Phosphorsäure und deren Salze, Di- und Tri-Phosphate und Polyphosphate (E 338 bis E 341, E 343, E 450 bis E 452).

Wie zeigt sich ein Mangel an Phosphor?

Ein Phosphormangel kann Appetitlosigkeit, Anämie (Blutarmut mit niedriger Anzahl roter Blutkörperchen), Muskelschwäche, Koordinationsprobleme, Knochenschmerzen, weiche und deformierte Knochen, ein höheres Infektionsrisiko, ein Gefühl des Brennens oder Kribbelns auf der Haut und Verwirrung verursachen.

Von einem Mangel spricht man, wenn der **Phosphorspiegel im Blutserum** unter 0,8 mmol/l oder 2,48 mg/dl liegt. Er tritt fast immer als Folge von Stoffwechselstörungen auf. Da praktisch alle Lebensmittel Phosphor enthalten, ist ein Phosphormangel wegen unzureichender Zufuhr mit der Nahrung nicht bekannt.

Ausgewählte Lebensmittel mit hohem Gehalt

Angaben pro 100 g

Lebensmittel	Gehalt
Weizenkleie	1 140 mg
Sonnenblumenkerne	688 mg
Paranuss	675 mg
Kürbiskerne, Leinsamen	520 mg
Erdnuss	340 mg
Haferflocken	325 mg
Walnuss	320 mg
Tempeh	240 mg
Linsen, Bohnen (Konserve)	175 mg
Fleisch (Rind, Schwein, Geflügel)	160 mg

Kann Phosphor schädlich sein?

Eine hohe Phosphoraufnahme verursacht bei gesunden Menschen nur selten Probleme. Der Europäischen Behörde für Lebensmittelsicherheit (EFSA) liegen keine ausreichenden Daten vor, um eine tolerierbare Höchstmenge für die Zufuhr festzulegen.

Das Bundesinstitut für Risikobewertung (BfR) empfiehlt, Phosphor nicht in Nahrungsergänzungsmitteln und auch nicht in sonstigen Lebensmitteln zur Anreicherung einzusetzen. Dafür sieht das BfR keinen ernährungsphysiologischen Grund. Allerdings kann es sein, dass die Hersteller von Nahrungsergänzungsmitteln oder herkömmlichen Lebensmitteln andere Mineralstoffe oder Vitamine in Form von Phosphatverbindungen zusetzen, sodass Phosphor sozusagen als Begleitstoff daherkommt.

Während viel Phosphor für Gesunde – wie gesagt – kaum ein Problem darstellt, können jedoch beispielsweise Menschen mit chronischem Nierenversagen Probleme mit hohen Phosphatspiegeln im Blut bekommen. Ihre Nieren können Phosphat nicht mehr ausreichend über den Urin ausscheiden. Das kann zu Calcium-Phosphat-Ablagerungen in Blutgefäßen, Geweben und Organen führen, was Herz-Kreislauf-Krankheiten begünstigt. Deshalb müssen sie sich phosphatarm ernähren – das ist sehr herausfordernd – und zusätzlich Phosphatbinder einnehmen, um den erhöhten Phosphatspiegel abzusenken. Auch eine Überdosis von Vitamin D kann erhöhte Phosphatspiegel verursachen, wohingegen ein Vitamin-D-Mangel zu niedrigen Phosphatspiegeln führt. Letztere verschlechtern die Mineralisierung des Knochens und die Muskelkraft.

Spurenelemente

In Spuren wirksame Elemente

Spurenelemente kommen im menschlichen Körper nur in sehr geringen Mengen vor. Pro Kilogramm Körpertrockenmasse sind weniger als 50 Milligramm davon enthalten. Eine Ausnahme bildet das Eisen. Seine Menge im Körper liegt bei etwas mehr als 50 Milligramm pro Kilogramm Trockengewicht. Dennoch wird es zu den Spurenelementen gezählt, da es sich im Körper eher wie ein Spurenelement verhält: Spurenelemente sind – wie die Vitamine – vor allem als Bestandteil von Enzymen für unseren Stoffwechsel wichtig. Hierfür sind nur geringe Mengen erforderlich. Höhere Dosen sind insbesondere bei den Spurenelementen in vielen Fällen ungesund.

Wie eingangs erwähnt, gibt es viele Spurenelemente in unserem Körper, von denen nicht in allen Fällen abschließend geklärt ist, wofür sie verantwortlich sind beziehungsweise ob sie eine lebensnotwendige Funktion erfüllen. Als lebensnotwendig beziehungsweise gesundheitsfördernd und zwingend mit der Ernährung aufzunehmen gelten bisher Chrom, Eisen, Fluorid, Jod, Kupfer, Mangan, Molybdän, Selen und Zink.

Übrigens: Ein weiteres lebenswichtiges Spurenelement haben sie bereits bei den Vitaminen kennen gelernt: Cobalt. **Cobalt ist das zentrale Atom** in Molekülen namens Cobalaminen – also in Vitamin B_{12}.

Ob Chrom in diese Reihe der absolut essenziellen Spurenelemente gehört, ist fraglich, da seine Funktion nicht genau bekannt ist. So gehört Chrom eher wie etwa Aluminium, Silicium und Bor zu den Spurenelementen, über deren Bedeutung und Funktion bisher nur spekuliert werden kann. Das heißt, sie haben möglicherweise eine Funktion für den Organismus, man weiß es aber nicht genau. Daneben gibt es auch noch Spurenelemente, die nach heutiger Kenntnis keine Funktion erfüllen oder sogar giftig sind, zum Beispiel Quecksilber.

Chrom

STECKBRIEF

- **Wichtig für:** Nicht genau bekannt
- **Gute Quellen:** Fleisch, Fisch, Meeresfrüchte, Eier
- **Risiko für Unterversorgung:** Nicht bekannt

Was ist Chrom?

Das Spurenelement Chrom ist in der Umwelt weit verbreitet und lässt sich in sehr unterschiedlichen Mengen in Wasser, Boden und Luft nachweisen. Somit ist es auch in Lebensmitteln in unterschiedlichen Konzentrationen anzutreffen. Und zwar in Form des sogenannten dreiwertigen Chroms. Eine andere Form, das sechswertige Chrom oder Chromat, ist giftig und krebserregend und kommt als Produkt oder Nebenprodukt zum Beispiel der Edelstahlindustrie vor.

Vor 20 bis 30 Jahren kamen Wissenschaftsgremien zu dem Schluss, dass Chrom ein essenzielles Spurenelement ist. Ihnen lagen Hinweise vor, dass Chrom für die Wirksamkeit von Insulin bei der Regulierung des Kohlenhydrat-, Lipid- und Eiweißstoffwechsels notwendig sein könnte. Mechanismen für diese Funktionen und eine unabdingbare Rolle von Chrom im Stoffwechsel sind jedoch nicht bewiesen.

Bei einer erneuten Überprüfung im Jahr 2014 hat die Europäische Behörde für Lebensmittelsicherheit (EFSA) keine ausreichenden Daten gefunden, um einen Referenzwert für die Zufuhr abzuleiten. Sie konnte weder einen durchschnittlichen Bedarf noch eine beobachtete Zufuhr festlegen und auch nicht – wie bei Fluorid – eine vorteilhafte gesundheitliche Wirkung feststellen.

Derzeit geht die Wissenschaft davon aus, dass Chrom kein lebenswichtiges Spurenelement ist, das in definierten Mengen mit der Ernährung zugeführt werden muss.

Wofür braucht der Körper Chrom?

Der erwachsene menschliche Körper enthält etwa 1,7 Milligramm Chrom. Es ist nicht genau bekannt, was Chrom im Körper bewirkt, aber es könnte helfen, die Makronährstoffe Kohlenhydrate, Fette und Proteine zu verwerten.

Chrom ist häufig Bestandteil von Nahrungsergänzungsmitteln für Menschen, die an Diabetes erkrankt sind. Diese Präparate werden häufig angepriesen, um die Blutzuckerwerte bei Diabetes zu verbessern. Das kommt sicher daher, dass man früher dachte, Chrom beeinflusse die Wirkung des blutzuckersenkenden Hormons Insulin. Eine **blutzuckersenkende Wirkung von Chrom** ist aber durch Studien bisher **nicht bewiesen** worden. Zulässig sind für Chrom nur die beiden Aussagen „Chrom trägt zu einem normalen Stoffwechsel von Makronährstoffen bei" und „Chrom trägt zur Aufrechterhaltung eines normalen Blutzuckerspiegels bei". Mit Blutzuckersenkung bei Erkrankten darf nicht geworben werden.

Wer braucht wie viel Chrom?

Um das Jahr 2000 hielten Fachgesellschaften beispielsweise in den USA und in Deutschland Chrom für einen essenziellen Nährstoff und legten die wünschenswerten Mengen auf der Grundlage der damals verfügbaren Erkenntnisse fest.

So hat die Deutsche Gesellschaft für Ernährung (DGE) im Jahr 2000 als Referenzwert für die angemessene Zufuhr bei Jugendlichen und Erwachsenen 30 bis 100 Mikrogramm Chrom pro Tag herausgegeben. Wie schon erwähnt, gilt Chrom inzwischen aber nicht mehr als essenzielles Spurenelement, Mangelerscheinungen sind nicht bekannt. Dementsprechend leitet beispielsweise die EFSA keinen Referenzwert für die Zufuhr mehr ab.

Welche Lebensmittel liefern Chrom?

Fleisch, Fisch und Meeresfrüchte sowie Eier liefern viel Chrom. Auch in Getreide, Obst und Gemüse steckt das Spurenelement.

Die Menge an Chrom in Obst und Gemüse hängt vom Chromgehalt im Boden ab, sowie vom Gehalt im Wasser, mit dem sie bewässert wurden.

Ausgewählte Lebensmittel mit hohem Gehalt

Angaben pro 100 g

Lebensmittel	Gehalt
Kakaopulver	159 µg
Miesmuschel	128 µg
Paranuss	100 µg
Dattel (getrocknet)	29 µg
Birne	27 µg
Garnele	26 µg
Dinkelvollkornmehl	21 µg
Tomate, Gartenbohne	20 µg
Champignon	17 µg
Brokkoli	16 µg
Gurke	14 µg
Zwiebel, Honig	13 µg

Die Menge im Fleisch hängt von der Fütterung des Tieres ab.

Aus Küchenutensilien aus rostfreiem Stahl können beim Verarbeiten oder Kochen kleine Mengen Chrom auf die Lebensmittel übergehen.

Wie zeigt sich ein Mangel an Chrom?

Bislang ist kein durch die Ernährung bedingter Chrommangel bei gesunden Menschen bekannt. Auch ein geeigneter Parameter zur Beurteilung des Chromstatus ist nicht bekannt.

Wie viel Chrom ist zu viel?

Das Chrom aus Lebensmitteln und Nahrungsergänzungsmitteln scheint nicht schädlich zu sein, aber die Forschung ist begrenzt. Um Verbraucherinnen und Verbraucher vor einer übermäßigen Aufnahme zu schützen, empfiehlt das Bundesinstitut für Risikobewertung (BfR), dass ein Nahrungsergänzungsmittel nicht mehr als 60 Mikrogramm Chrom pro Tagesdosis (bezogen auf Jugendliche ab 15 Jahren und Erwachsene) enthalten sollte. Die Europäische Behörde für Lebensmittelsicherheit hat aufgrund fehlender Daten keine tolerierbare Höchstgrenze festgelegt.

Chrom-Nahrungsergänzungsmittel können mit Medikamenten wechselwirken. Gleichzeitig Chrom und Insulin oder Metformin oder andere Diabetesmittel einzunehmen, kann zu einem niedrigen Blutzuckerspiegel führen. L-Thyroxin gegen Schilddrüsenunterfunktion kann möglicherweise nicht seine volle Wirkung entfalten, wenn gleichzeitig ein Chrompräparat geschluckt wird.

Eisen

STECKBRIEF

- **Wichtig für:** Blutbildung, Sauerstofftransport
- **Gute Quellen:** Fleisch, Vollkornprodukte, Gemüse, Hülsenfrüchte
- **Risiko für Unterversorgung:** Schwangere, menstruierende Frauen, vegetarisch und vegan Lebende, Kinder und Jugendliche

Was ist Eisen?

Eisen ist das häufigste Spurenelement im menschlichen Körper. Pro Kilogramm Körpergewicht tragen wir 50 bis 60 Milligramm Eisen in uns. Das meiste davon befindet sich im Hämoglobin, dem roten Blutfarbstoff, der für den Sauerstofftransport im Körper verantwortlich ist. In unserer Ernährung liefern sowohl tierische als auch pflanzliche Lebensmittel Eisen. Dabei kann der menschliche Körper das tierische Eisen (zweiwertiges Eisen, auch Häm-Eisen genannt) besser verwerten als das pflanzliche (dreiwertiges Eisen oder Nicht-Häm-Eisen). Es gibt jedoch Tricks, um auch das Eisen aus pflanzlichen Lebensmitteln besser zu verwerten.

Wofür braucht der Körper Eisen?

Der Körper benötigt Eisen vor allem, um Blut zu bilden und Sauerstoff zu transportieren. Denn Eisen ist das zentrale Atom des Blutfarbstoffs Hämoglobin, der in den roten Blutkörperchen vorkommt und Sauerstoff von der Lunge in alle Zellen des Körpers bringt. Auch im Muskelfarbstoff Myoglobin, der die Muskeln mit Sauerstoff versorgt, ist Eisen das zentrale Atom.

Da Eisen auch essenzieller Bestandteil Hunderter Enzyme ist, ist es für viele Stoffwechselvorgänge wichtig. Es ist außerdem an der Bildung einiger Botenstoffe und von Kollagen, ei-

Referenzwerte für eine angemessene Zufuhr

Alter	Eisen Milligramm (mg) pro Tag	
	männlich	weiblich
Säuglinge		
0 bis unter 4 Monate	0,3	
4 bis unter 12 Monate	11	
Kinder		
1 bis unter 4 Jahre	7	
4 bis unter 7 Jahre	7	
7 bis unter 10 Jahre	10	
10 bis unter 13 Jahre	14	14*
Jugendliche und Erwachsene		
13 bis unter 65 Jahre	11	16**
ab 65 Jahre	11	14
Schwangere		27
Stillende		16

* bei Menstruationsblutung 16 mg
** nach der Menopause 14 mg

nem wichtigen Teil von Geweben wie Haut, Knochen und Knorpel, beteiligt.

Wer braucht wie viel Eisen?
Erwachsenen, die keine Regelblutung haben, werden 11 Milligramm pro Tag empfohlen. Diese Menge soll so viel Eisen liefern, wie über Stuhlgang und Schweiß verloren gehen. Frauen im gebärfähigen Alter sollten 16 Milligramm pro Tag zuführen, um die Eisenverluste durch die Regelblutung auszugleichen. Wie viel Eisen bei der Blutung verloren geht, kann allerdings von Mensch zu Mensch sehr unterschiedlich sein und unter anderem von der Wahl des Verhütungsmittels abhängen. So sind die Verluste bei einer „Spirale“ meist höher, bei der Einnahme der „Pille“ ist die Blutung eher schwächer und damit der Eisenbedarf nicht so sehr erhöht.

Schwangere haben einen stark erhöhten Bedarf. Denn während der Schwangerschaft verdoppelt sich die Blutmenge im Körper der Frau, sodass sie mehr Eisen für sich und das Ungeborene benötigt. Schwangere sollten daher 27 Milligramm pro Tag über die Ernährung aufnehmen.

Dank der guten Versorgung des Kindes im Mutterleib kann das Neugeborene erst mal von seinen Eisenspeichern zehren und braucht erst nach ein paar Monaten eine nennenswerte Zufuhr von außen. Im Alter von vier bis sechs Monaten sollte man deshalb mit eisenhaltiger Beikost beginnen. Nehmen Säuglinge im Alter von sechs bis neun Monaten noch keine eisenhaltige feste Nahrung oder mit Eisen angereicherte Säuglingsnahrung zu sich, kann das zur Eisenmangelanämie mit verzögerter Entwicklung führen.

Für Schwangere ist es schwierig, die **wünschenswerte Zufuhr von 27 mg pro Tag** allein über die Ernährung zu erreichen. Es ist aber unklar, ob eine generelle vorsorgliche Nahrungsergänzung nützlich und sicher ist, daher wird sie in Deutschland nicht offiziell empfohlen. Eine gezielte Einnahme von Eisen sollte nur bei einer ärztlich diagnostizierten Unterversorgung erfolgen. Das gilt sowohl für Schwangere als auch für alle anderen.

Welche Lebensmittel liefern Eisen?

Gute Quellen für Eisen sind von Natur aus Fleisch, Vollkorngetreide wie Hirse, einige Gemüse- und Obstarten und Hülsenfrüchte. Daneben können industriell verarbeitete Lebensmittel (außer Bio-Produkte) mit Eisen angereichert sein.

In den Lebensmitteln kommt Eisen in zwei Formen vor: Häm-Eisen und Nicht-Häm-Eisen. Häm-Eisen steckt nur in tierischen Lebensmitteln, Nicht-Häm Eisen in pflanzlichen Lebensmitteln und in mit Eisen angereicherten Lebensmitteln. Während unser Verdauungstrakt Häm-Eisen direkt aufnehmen kann, muss er Nicht-Häm-Eisen zunächst umwandeln und kann es nicht so gut verwerten. Anders ausgedrückt: Eisen aus tierischen Lebensmitteln ist für den Körper besser verfügbar als Eisen aus Pflanzen.

Bei gemischter Ernährung mit Fleisch kann der Körper etwa 14 bis 18 Prozent des Eisens aus den Lebensmitteln nutzen, bei einer fleischlosen Ernährung nur 5 bis 12 Prozent (diese „durchschnittliche Bioverfügbarkeit" ist bei der Ableitung der empfohlenen Zufuhr schon eingerechnet). Deshalb müssen Menschen, die sich vegetarisch oder vegan ernähren, insgesamt mehr Eisen mit ihren Lebensmitteln essen, um ihren Bedarf zu decken.

Ausgewählte Lebensmittel mit hohem Gehalt

Angaben pro 100 g

Lebensmittel	Gehalt
Bitterschokolade	25,9 mg
Schweineleber (gegart)	19,5 mg
Sesam	10,0 mg
Hirse	6,9 mg
Pfifferling	6,5 mg
Haferflocken	4,4 mg
Spinat	3,4 mg
Walnuss, Tofu	2,8 mg
Feldsalat, Vollkornbrot, Roastbeef	2,0 mg
Schweinefleisch	1,8 mg

Allerdings hängt die Effizienz der Eisenaufnahme im Darm auch maßgeblich vom Füllungszustand der Eisenspeicher ab: Wenn dem Körper Eisen fehlt, steigert er die Aufnahme durch die Darmzellen – wenn er zu viel davon hat, senkt er sie.

Außerdem beeinflussen viele weitere Faktoren, wie gut das Eisen verfügbar ist: Polyphenole zum Beispiel aus Kaffee, schwarzem Tee oder Rotwein sowie Phytate aus Vollkornprodukten und Hülsenfrüchten hemmen die Eisenaufnahme im Darm. Aber es gibt auch fördernde Substanzen: Vitamin C (Ascorbinsäure, siehe Seite 54) und andere organische Säuren wie Zitronen- oder Milchsäure verbessern die Aufnahme von Eisen aus pflanzlichen Lebensmitteln.

- Kombinieren Sie Lebensmittel gezielt: Trinken Sie zum Müsli mit Haferflocken (Eisen) ein Glas Orangensaft (Vitamin C, Säure) oder bereiten Sie ein Gericht mit Hirse (Eisen) und Paprika (Vitamin C) zu. So kann der Körper das Eisen auch bei vegetarischer und veganer Ernährung besser verwerten.

Wie zeigt sich ein Mangel an Eisen?

Kurzfristig verursacht eine zu geringe Eisenzufuhr keine offensichtlichen Symptome. Der Körper nutzt das in den Muskeln, der Leber, der Milz und dem Knochenmark gespeicherte Eisen. Wenn jedoch die Eisenzufuhr dauerhaft zu niedrig ist und die Körperspeicher entleert sind, kommt es zur Blutarmut, der sogenannten Eisenmangelanämie. Die roten Blutkörperchen werden kleiner und enthalten weniger Hämoglobin. Infolgedessen transportiert das Blut weniger Sauerstoff von der Lunge zu den Organen und Zellen des restlichen Körpers. Es kommt zu Symptomen wie Blässe, Magen-Darm-Beschwerden, Schwäche, Müdigkeit sowie Problemen, sich zu konzentrieren, zu arbeiten, zu lernen und Sport zu treiben. Der Eisenmangel schwächt auch das Immunsystem und stört die Wärmeregulation des Körpers.

Gesunde Menschen, die sich ausgewogen ernähren, sind **in der Regel ausreichend mit Eisen versorgt.** Jedoch sollten Schwangere, Stillende, Frauen mit Regelblutung und vegetarisch oder vegan lebende Menschen sowie auch Kinder und Jugendliche im Wachstum besonders auf eine ausreichende Eisenzufuhr achten. Bei ihnen besteht die Gefahr, unzureichend versorgt zu sein.

Nehmen Schwangere zu wenig Eisen auf, besteht für sie die Gefahr einer Eisenmangelanämie. Für ihr Baby ist das Risiko erhöht, mit zu niedrigem Gewicht oder zu früh zur Welt zu kommen und einen niedrigen Eisenspiegel zu haben. Eine zu geringe Eisenversorgung kann auch die Entwicklung des Gehirns des Kindes beeinträchtigen. Deshalb ist die in den Mutterschafts-Richtlinien vorgesehene ärztliche Prüfung des Eisenstatus bei Schwangeren wichtig.

Außerdem haben Menschen mit chronischen Krankheiten, die die Verwertung des Eisens beeinträchtigen, ein erhöhtes Risiko für einen Eisenmangel, etwa bei Krebs, rheumatoider Arthritis oder entzündlichen Darmerkrankungen. Bei ihnen hilft mehr Eisen aus der Nahrung oder aus Nahrungsergänzungsmitteln in der Regel nicht gegen die Anämie, sodass hier die Behandlung des Eisenmangels in der Therapie der Grunderkrankung liegt.

Ihr Arzt oder Ihre Ärztin kann anhand von Auffälligkeiten im Blutbild wie verringertem Hämoglobinwert oder Erythrozytenvolumen Hinweise auf einen Eisenmangel sehen. Wenn gleichzeitig ein durch die Ernährung bedingter Eisenmangel plausibel ist, ist keine weitergehende Diagnostik nötig. Soll ein Verdacht auf einen Eisenmangel überprüft werden, ist die Bestimmung der Konzentration von Ferritin im Blut der wichtigste Laborparameter. Ferritin ist ein Eiweißstoff in den Zellen, der Eisen speichert.

Wie viel **Ferritin im Blut** ist, erlaubt eine zuverlässige Aussage über die Füllung der Eisenspeicher. Laut Weltgesundheitsorganisation liegt bei einer Ferritinkonzentration von unter 15 µg/l im Blutserum ein Eisenmangel vor; bei Menschen mit Infektionen oder Entzündungen liegt der Grenzwert bei 70 µg/l.

Nahrungsergänzung im Sport?

Eisenmangel, insbesondere bei Anämie, macht müde, verringert die Leistungsfähigkeit und schränkt die Fähigkeit zum Sporttreiben und Aktivsein ein. Bei Menschen mit Eisenmangelanämie wird die Einnahme eines Eisenpräparats wahrscheinlich die Leistungsfähigkeit verbessern. Wenn Sie jedoch schon genügend Eisen mit der Nahrung aufnehmen, verhilft Ihnen die zusätzliche Einnahme von Eisen nicht zu sportlichen Bestleistungen.

Kann Eisen schädlich sein?

Ja, Eisen kann schädlich sein, wenn man zu viel davon zu sich nimmt. Schlucken gesunde Menschen hoch dosierte Eisenpräparate, kann das (vor allem auf nüchternen Magen) zu Verstopfung, Übelkeit, Bauchschmerzen, Erbrechen und Durchfall führen. Hohe Eisendosen können die Aufnahme von Zink (siehe Seite 157) verringern. Auch schwerwiegende Auswirkungen wie Entzündungen der Magenschleimhaut und Geschwüre sind möglich. Extrem hohe Eisendosen (Hunderte oder Tausende Milligramm) können zu Organversagen, Koma, Krämpfen und Tod führen.

Während die Europäische Behörde für Lebensmittelsicherheit (EFSA) keine tolerierbare Obergrenze festgelegt hat, hat das Institute of Medicine für die USA als höchste tolerierbare chronische Gesamtzufuhr 45 Milligramm Eisen pro Tag definiert. In Bezug auf Nahrungsergänzungsmittel empfiehlt das Bundesinstitut für Risikobewertung (BfR), dass eine Tagesdosis nicht mehr als 6 Milligramm Eisen enthalten sollte. So sollen gut versorgte Menschen, die gleichzeitig zusätzlich Nahrungsergänzungsmittel einnehmen, vor einer übermäßigen Aufnahme geschützt werden.

Manche Menschen haben eine vererbte Krankheit namens Hämochromatose, die dazu führt, dass sich in ihrem Körper so viel Eisen ansammelt, dass es giftig wirkt. Sie müssen medizinisch behandelt werden, um ernsthafte Probleme wie Leberzirrhose, Leberkrebs und Herzerkrankungen zu vermeiden, und sie sollten weder Eisen- noch Vitamin-C-Präparate einnehmen.

Eisenpräparate können mit Medikamenten und anderen Nahrungsergänzungsmitteln wechselwirken oder deren Wirkungen beeinträchtigen. So verringert die Einnahme von Eisen beispielsweise die Wirksamkeit bestimmter Medikamente zur Behandlung von Schilddrüsenunterfunktion und Parkinson. Protonenpumpenhemmer wie Omeprazol verringern die Magensäure, sodass sie die Menge an Nicht-Häm-Eisen, die der Körper aus der Nahrung aufnimmt, reduzieren können. Auch Calcium kann die Eisenaufnahme beeinträchtigen, sodass die Einnahme von Calcium- und Eisenpräparaten, sofern diese ärztlich verordnet sind, zu unterschiedlichen Tageszeiten erfolgen sollte.

Fluorid

STECKBRIEF

- **Wichtig für:** Festigung von Knochen und Zähnen, Kariesvorbeugung
- **Gute Quellen:** Fluoridiertes Speisesalz, Trink- und Mineralwasser, Fische und Meeresfrüchte, fluoridierte Zahnpflegeprodukte

Was ist Fluorid?

Fluorid ist ein Spurenelement, das nach heutiger Kenntnis für den Menschen nicht lebensnotwendig ist. Wachstum und Entwicklung des Menschen hängen nicht davon ab, und es wurden nie Anzeichen für Fluoridmangel bekannt. Es ist jedoch seit vielen Jahren bekannt, dass kleine Mengen Fluorid mithelfen, vor Karies zu schützen. Beobachtungen an großen Bevölkerungsgruppen zeigten, dass Kinder und auch Erwachsene in Regionen, in denen das Trinkwasser Fluorid enthält, seltener Zahnkaries haben. In Deutschland steckt recht wenig Fluorid im Trinkwasser.

Wofür braucht der Körper Fluorid?

Im menschlichen Körper kommt das Fluorid als Calciumfluorid vor. Calciumfluorid befindet sich zu fast 100 Prozent in den Zähnen und Knochen, die damit einen Fluoridspeicher darstellen. Fluorid wirkt festigend auf diese Strukturen.

Fluorid schützt den Zahnschmelz und hemmt das Wachstum von säurebildenden Bakterien im Mund. Deshalb hilft es, Karies vorzubeugen.

Welche Lebensmittel liefern Fluorid?

Lebensmittel liefern von Natur aus nur sehr wenig Fluorid – es ist nur in Spuren vorhanden. Fisch und Meeresfrüchte und insbesondere Schwarztee können aber reich an Fluorid sein.

Das Trinkwasser, das wir aus der Leitung zapfen, liefert hierzulande im Durchschnitt mit 0,1 Milligramm pro Liter sehr wenig Fluorid. Im Gegensatz zu Ländern wie Spanien oder den USA wird das Trinkwasser in Deutschland nicht fluoridiert. In manchen Teilen Deutschlands enthält das Trinkwasser aber natürlicherweise recht viel Fluorid, zum Beispiel in der Eifel oder dem Münsterland. Auch Mineralwasser kann eine gute Fluoridquelle sein. Vergleichen Sie die Angaben auf dem Etikett.

Das einzige Lebensmittel, dem in Deutschland teilweise gezielt Fluorid zugesetzt wird, ist Speisesalz. Die Deutsche Gesellschaft für Ernährung (DGE) empfiehlt, fluoridiertes Speisesalz zu verwenden, wenn Sie in einer Region mit niedrigem natürlichen Fluoridgehalt im Trinkwasser wohnen (unter 0,7 Milligramm Fluorid pro Liter). Wie viel Fluorid Ihr Trinkwasser enthält, erfahren Sie beim lokalen Versorgungsunternehmen.

Die meisten Zahnpasten und Mundspülungen enthalten ebenfalls Fluorid. Auch wenn Sie diese nicht verschlucken sollten, tragen sie doch ein wenig zur täglichen Fluoridzufuhr bei.

Ausgewählte Lebensmittel mit hohem Gehalt

Angaben pro 100 g

Lebensmittel	Gehalt
♦ Jodiertes Speisesalz mit Zusatz von Fluorid	47 mg
♦ Fluoridhaltige Mineralwasser	> 1 mg
♦ Algen, z. B. Norialge	0,6 mg
♦ Matjes, Sardelle	0,4 mg
♦ Gewürze (getrocknet), z. B. Thymian, Salbei, Majoran	0,4 mg
♦ Garnele, Krabbe (gegart)	0,2 mg
♦ Roggen (Vollkorn)	0,2 mg
♦ Schwarztee, Grüntee, Kräutertee	0,1 mg
♦ Ingwerknolle	0,1 mg
♦ Speisesalz	0,1 mg

Wer braucht wie viel Fluorid?

Grundsätzlich braucht der Körper für gesunde Zähne und Knochen nur winzige Mengen. Als angemessene Zufuhr gelten allgemein 0,05 Milligramm pro Kilogramm Körpergewicht (Referenzgewicht) und Tag. Dieser Richtwert umfasst die Fluoridaufnahme aus allen Quellen, also außer Trinkwasser und anderen Lebensmit-

Referenzwerte für eine angemessene Zufuhr

Alter	Fluorid Milligramm (mg) pro Tag	
	männlich	weiblich
Säuglinge		
0 bis unter 4 Monate	0,25	
4 bis unter 12 Monate	0,4	
Kinder		
1 bis unter 4 Jahre	0,7	
4 bis unter 7 Jahre	1,0	
7 bis unter 10 Jahre	1,5	
10 bis unter 13 Jahre	2,1	
13 bis unter 15 Jahre	2,8	2,7
Jugendliche und Erwachsene		
ab 15 Jahre	3,5	3,0
Schwangere		3,0
Stillende		3,0

teln auch Zahnpflegeprodukte. Bezogen auf das vom Alter und – ab der Jugend – vom Geschlecht abhängige Körpergewicht ergeben sich die in der Tabelle genannten wünschenswerten Mengen.

Muttermilch enthält kaum Fluorid. Säuglinge sollen von Geburt an eine Fluoridtablette erhalten. Die Fluoridgabe soll so lange fortgesetzt werden, bis die ersten Zähnchen mit fluoridhaltiger Zahnpasta geputzt werden – dafür reicht eine reiskorngroße Menge mit 1 000 ppm Fluorid.

Wie zeigt sich ein Mangel an Fluorid?

Mangelsymptome sind nicht bekannt. Bei Menschen, die zu wenig Fluorid bekommen, können die Zähne schwächer und kariös werden. Karies kann zu Schmerzen, Zahnverlust, Infektionen und anderen Gesundheitsproblemen führen.

Wie man den Fluoridstatus eines Menschen bestimmen kann, ist bislang unklar. Fluoridkonzentrationen im Speichel, dem Zehennagel, im Haar und der Zahnschmelzoberfläche sind nur beschränkt geeignet. Zum Blutspiegel fehlen Daten, um daraus Rückschlüsse auf den individuellen Fluoridstatus ziehen zu können.

Wie viel Fluorid ist zu viel?

Bei zu hoher Zufuhr kann Fluorid unerwünschte Wirkungen haben. Die Europäische Behörde für Lebensmittelsicherheit (EFSA) leitet für Fluorid eine dauerhaft tolerierbare Gesamtzufuhrmenge aus allen Quellen von 0,1 Milligramm pro Kilogramm Körpergewicht und Tag ab. Das Bundesinstitut für Risikobewertung (BfR) weist darauf hin, dass diese Grenze im frühen Kindesalter schnell überschritten werden kann, zum Beispiel allein durch das Verschlucken von Zahnpasta. Deshalb sollten Säuglinge und Kinder bis zum Schulalter immer nur eine Fluoridquelle nutzen: Fluoridtablette oder fluoridhaltige Zahnpasta. Auch auf fluoridiertes Salz sollte acht gegeben werden.

Säuglinge und Kinder bis zum Alter von etwa acht Jahren, die zu viel Fluorid erhalten, während sich ihre Zähne bilden, können eine sogenannte Zahnfluorose entwickeln. Diese äußert sich in Flecken oder kleinen Dellen auf den Zähnen. In schwereren Fällen kann es zu Verfärbungen bis hin zum Verlust von Zahnschmelz kommen.

Das Verschlucken extrem großer Mengen Fluorid aus Zahnpflegeprodukten oder Fluoridpräparaten kann zu Übelkeit, Erbrechen, Bauchschmerzen, Durchfall, Knochenschmerzen und in seltenen Fällen sogar zum Tod führen. Über einen längeren Zeitraum zu viel Fluorid aufzunehmen, kann zur Skelettfluorose führen. Diese sehr seltene Erkrankung verursacht Gelenkschmerzen und Steifheit, schwache Knochen, Muskelschwund und Nervenprobleme.

Jod

STECKBRIEF

- **Wichtig für:** Schilddrüsenfunktion, Energiestoffwechsel
- **Gute Quellen:** Seefische, Meeresfrüchte, Milch(produkte), Fleisch, Eier, Jodsalz
- **Risiko für Unterversorgung:** Schwangere, vegan lebende Menschen, Verzicht auf Milchprodukte, Fisch, Meeresfrüchte und Eier

Was ist Jod?

Das Spurenelement Jod ist für die normale Funktion der Schilddrüse unentbehrlich. Das sichtbare Zeichen eines Jodmangels ist eine vergrößerte Schilddrüse, der sogenannte Kropf. Dabei versucht der Körper, das fehlende Jod zu kompensieren, indem er mehr Drüsengewebe bildet. Zur Behandlung des Kropfs setzte im Jahr 1816 William Prout in England erstmals Jod ein. Eine ausreichende Jodzufuhr ist für alle Menschen wichtig, insbesondere für Kleinkinder und schwangere Frauen.

Wofür braucht der Körper Jod?

Der Körper braucht Jod, um Schilddrüsenhormone zu bilden. Diese Hormone steuern den Energiestoffwechsel und die Regulation der Körpertemperatur, und sie sind an Zellteilung und -wachstum beteiligt. Während der Schwangerschaft und im Säuglingsalter sind die Schilddrüsenhormone für eine gute Entwicklung von Knochen und Gehirn mitverantwortlich.

Wer braucht wie viel Jod?

Die Höhe der angemessenen Zufuhr steigt vom Säuglings- bis zum frühen Jugendalter an. Ab etwa dem 13. Lebensjahr liegt sie bei 200 Mikrogramm Jod pro Tag.

Besonders in Schwangerschaft und Stillzeit sollten Frauen auf eine adäquate Jodzufuhr achten. Zum einen wegen des erhöhten Bedarfs, zum anderen wegen der potenziell dramatischen Folgen für das Kind. Diese Folgen können lebenslange Störungen in der Entwicklung und in den Körperfunktionen sein.

Da die empfohlene Zufuhr von 230 Mikrogramm Jod pro Tag für Schwangere und 260 Mikrogramm für Stillende häufig nicht erreicht wird, ist in der Regel eine Nahrungsergänzung angezeigt.

Fachgesellschaften wie die Deutsche Gesellschaft für Ernährung (DGE) und das bundesweite Netzwerk Gesund ins Leben empfehlen: **Schwangere und Stillende** sollten nach ärztlicher Absprache **Jodtabletten** in einer Dosis von 100 bis 150 µg pro Tag einnehmen.

Natürliche Lebensmittel liefern kaum bedarfsdeckende Mengen, sodass Jodsalz wichtig ist. Da mit Salz generell sparsam umzugehen ist (siehe Seite 109), gilt das Motto: „Wenn Salz, dann Jodsalz." Ein Teelöffel (6 Gramm) Jodsalz enthält 90 bis 150 Mikrogramm Jod.

Referenzwerte für eine angemessene Zufuhr

Alter	Jod Mikrogramm (µg) pro Tag
Säuglinge	
0 bis unter 4 Monate	40
4 bis unter 12 Monate	80
Kinder	
1 bis unter 4 Jahre	100
4 bis unter 7 Jahre	120
7 bis unter 10 Jahre	140
10 bis unter 13 Jahre	180
Jugendliche und Erwachsene	
13 bis unter 51 Jahre	200
ab 51 Jahre	180
Schwangere	230
Stillende	260

Welche Lebensmittel liefern Jod? Seefische und andere Meeresfrüchte wie Muscheln, Garnelen und Algen sind von Natur aus jodreich. Auch deshalb ist es empfehlenswert, ein- bis zweimal pro Woche Seefisch aus nachhaltigem Fischfang zu essen.

Ausgewählte Lebensmittel mit hohem Gehalt

Angaben pro 100 g

Lebensmittel	Gehalt
Algen, z. B. Norialge	300 µg
Kabeljau (Dorsch, gegart)	275 µg
Miesmuscheln	150 µg
Hummer	100 µg
Seelachs (gegart)	78 µg
Champignon	18 µg
Brokkoli	15 µg
Erdnuss	13 µg
Hart- und Schnittkäse, z. B. Parmesan, Tilsiter	10–80 µg
Kuhmilch	12 µg

Tierische Lebensmittel wie Milch und Milchprodukte, Fleisch und Eier sind auch gute Jodlieferanten, weil die Tiere heutzutage jodiertes Futter bekommen.

Der Jodgehalt von pflanzlichen Lebensmitteln hängt vom Jodgehalt des Bodens ab. Da die Böden hierzulande nur wenig Jod enthalten, sind Obst, Gemüse und Getreide in der Regel jodarm. Deshalb ist Speisesalz mit Jodzusatz – das Jodsalz – für eine ausreichende Jodversorgung wichtig. Jodsalz darf pro Gramm 15 bis 25 Mikrogramm Jod, zugesetzt als Kalium- oder Natriumjodad, enthalten. Nicht jodiertes Salz enthält nur etwa 0,2 Mikrogramm Jod pro Gramm, Meersalz circa 0,7 Mikrogramm pro Gramm. Deshalb sollten Sie Jodsalz in Ihrer Küche verwenden und die Spezialsalze wie Meer- und Himalayasalz oder Fleur de Sel selten nutzen.

Jodsalz darf und sollte für handwerklich oder industriell produzierte Lebensmittel wie Brot, Wurst, Käse, Fertiggerichte, Fertigsoßen, Würzmischungen und Kräutersalze eingesetzt werden, und auch fürs Essen außer Haus. Das ist aber nicht immer der Fall. Schauen Sie bei verarbeiteten Produkten auf die Zutatenliste oder fragen Sie gezielt nach, ob Jodsalz eingesetzt wurde. In der Zutatenliste sollte „Jodsalz“ oder „jodiertes Speisesalz“ und nicht nur „Salz“ stehen.

Achtung: Meeresalgen enthalten unter Umständen so viel Jod, dass es gesundheitsschädlich ist. Schon geringe Aufnahmemengen von 1 bis 10 Gramm getrockneter Algen können mehr als die maximal tolerierbare Zufuhr von 500 Mikrogramm Jod pro Tag (siehe Seite 140) liefern. Deshalb sind jodhaltige Algenpräparate keine empfehlenswerte Jodquelle, obwohl sie gerade für Veganer als natürliche Jodquelle beworben werden. Eine entsprechende Warnung des Bundesinstituts für Risikobewertung (BfR) gilt vor allem für Schwangere, Früh- und Neugeborene und Kleinkinder sowie für ältere Menschen, die unter jodarmen Bedingungen aufgewachsen sind. Denn sie haben den Jodmangel häufig durch Knoten in der Schilddrüse kompensiert und ein plötzliches Überangebot an Jod würde zur gesteigerten Produktion von Schilddrüsenhormonen und zu einer Überfunktion des Organs führen.

Tipps für eine ausreichende Jodversorgung: Genießen Sie täglich Milch- und Milchprodukte. Essen Sie ein- bis zweimal pro Woche Meeresfisch. Wenn Sie Salz einsetzen, dann Jodsalz. Beim Kauf verarbeiteter Lebensmittel bevorzugen Sie die mit Jodsalz hergestellten.

Wie zeigt sich ein Mangel an Jod?

Menschen, die nicht genügend Jod bekommen, können keine ausreichenden Mengen an Schilddrüsenhormonen bilden. Das kann viele Probleme nach sich ziehen. Bei schwangeren Frauen kann ein schwerer Jodmangel den Fötus dauerhaft schädigen, indem er ein verkümmertes Wachstum, eine geistige Behinderung und eine verzögerte sexuelle Entwicklung verursacht. Ein weniger schwerer Jodmangel kann bei Säuglingen und Kindern zu einem unterdurchschnittlichen IQ führen und bei Erwachsenen die Arbeits- und Denkfähigkeit beeinträchtigen. Ein Kropf, also eine vergrößerte Schilddrüse, ist häufig das erste sichtbare Zeichen eines Jodmangels.

Der Jodspiegel liegt normalerweise zwischen 0,007 und 0,039 Mikromol pro Liter Blutserum. Seine Messung dient aber nicht zur Routinediagnostik. Stattdessen wird der TSH-Wert im Blut gemessen. TSH steht für Thyreoidea-stimulierendes Hormon – es regt in der Schilddrüse die Produktion der Schilddrüsenhormone an. Anhand des TSH-Wertes lässt sich die Schilddrüsenfunktion und indirekt auch der Jodstatus beurteilen. Der normale Serum-TSH-Bereich liegt zwischen 0,4 und 4 Milliunits pro Liter. Bei einem Joddefizit erhöht er sich. Zu den Menschen, die eher Probleme mit einer ausreichenden Jodversorgung haben als andere, gehören

- Menschen, die kein Jodsalz verwenden.
- Schwangere aufgrund ihres erhöhten Bedarfs.
- Menschen, die sich vegan ernähren oder wenig oder gar keine Milchprodukte, Meeresfrüchte und Eier essen, weil sie nicht genug Jod erhalten.
- Menschen, die in Regionen mit jodarmen Böden leben und hauptsächlich lokale Lebensmittel essen. Zu den Regionen mit den meisten jodarmen Böden gehören unter anderem Bergregionen wie der Himalaja, die Anden und die Alpen.

Wie viel Jod ist zu viel?

Eine zu hohe Jodzufuhr kann einige der gleichen Symptome wie Jodmangel verursachen, einschließlich einer vergrößerten Schilddrüse. Eine hohe Jodzufuhr kann auch zu Schilddrüsenentzündungen und Schilddrüsenkrebs führen. Eine sehr hohe Jodzufuhr (zum Beispiel mehrere Gramm) kann zu Brennen in Mund, Rachen und Magen, Fieber, Magenschmerzen, Übelkeit, Erbrechen, Durchfall, schwachem Puls und Koma führen.

Laut der Europäischen Behörde für Lebensmittelsicherheit (EFSA) stellt die langfristige Aufnahme von bis zu 600 Mikrogramm Jod pro Tag kein gesundheitliches Risiko für Erwachsene dar. In Deutschland wurde für Erwachsene eine tolerierbare Obergrenze von 500 Mikrogramm pro Tag festgelegt.

Abhängig von der Dosis und der Empfindlichkeit des einzelnen Menschen kann es wegen einer Überversorgung mit Jod zu Krankheitsbildern wie Schilddrüsenüberfunktion, Morbus Basedow oder Hashimoto-Thyreoiditis kommen. Sie sollten die Einnahme jodhaltiger Nahrungsergänzungsmittel daher im Arztgespräch abklären. Jodhaltige Lebensmittel wie Seefisch oder Milch sowie jodiertes Speisesalz sind aber auch für Menschen mit Schilddrüsenproblemen unkritisch. Nur von besonders jodreichen Meeresalgen ist abzuraten.

Achtung Wechselwirkungen

Wenn Jod gemeinsam mit Medikamenten eingenommen wird, sind Wechselwirkungen möglich. Hier sind einige Beispiele: Jodhaltige Nahrungsergänzungsmittel können die Wirkung von Medikamenten zur Behandlung von Schilddrüsenüberfunktion beeinträchtigen. Die Einnahme hoher Jodmengen zusammen mit die Schilddrüse hemmenden Medikamenten könnte dazu führen, dass der Körper zu wenig Schilddrüsenhormone produziert. Die Einnahme von Kaliumjodid zusammen mit Arzneimitteln gegen Bluthochdruck, die als ACE-Hemmer bekannt sind, könnte den Kaliumgehalt im Blut zu sehr anheben. Die Kaliummenge im Blut kann auch zu hoch werden, wenn Kaliumiodid und kaliumsparende Diuretika gleichzeitig eingenommen werden.

Macht Jodsalz Allergie und Akne?

Es gibt eine Jodallergie und eine Jodakne. Allerdings tritt eine Jodallergie oder -akne nur durch zu viel Jod durch jodhaltige Medikamente, Desinfektionsmittel oder Kontrastmittel auf, also nicht durch Jodsalz. Menschen, die jodhaltige Röntgenkontrastmittel oder Medikamente nicht vertragen, müssen daher keinesfalls die Jodzufuhr über ihre Ernährung einschränken.

Schützt Jod vor radioaktiven Strahlen?

Jodtabletten kommen zum Schutz bei einem radioaktiven Notfall zum Einsatz. Ein Nuklearunfall kann radioaktives Jod in die Umwelt freisetzen, wodurch sich das Risiko von Schilddrüsenkrebs bei Menschen im Umfeld des Unfalls erhöht. Menschen mit Jodmangel, die radioaktivem Jod ausgesetzt sind, sind besonders gefährdet. Deshalb verteilen Katastrophenschutzbehörden bei einem radioaktiven Notfall – und nur dann – sehr hoch dosierte Jodtabletten. Mithilfe des Jods aus den Tabletten soll die Schilddrüse vor der Aufnahme des radioaktiven Jods geschützt werden.

Kupfer

STECKBRIEF

- **Wichtig für:** Funktion von Enzymen, Nerven, Immunsystem, Energiegewinnung, Bindegewebe, Hormone
- **Gute Quellen:** Getreideprodukte, Innereien, Fisch, Hülsenfrüchte, Nüsse, Samen, Kakao
- **Risiko für Unterversorgung:** Zöliakie, Menkes-Krankheit, Zinkeinnahme

Was ist Kupfer?

Kupfer ist ein Spurenelement, das überall in unserer Umwelt verbreitet ist. Es gelangt über den Boden oder das Wasser in die Nahrungskette. Dort landet es auch, weil es in Pflanzenschutzmitteln oder als Zusatzstoff in Lebensmitteln und in Futtermitteln für Tiere eingesetzt wird. Der durchschnittliche Kupfergehalt des Körpers beträgt 80 bis 100 Milligramm.

Wofür braucht der Körper Kupfer?

Der Körper braucht Kupfer, weil etliche der für seine Funktionen notwendigen Enzyme nur mit Kupfer aktiv sind. So ist Kupfer unter anderem für den Energiestoffwechsel und den Aufbau von Bindegewebe und Hormonen wichtig. Kupfer trägt auch zur Aufrechterhaltung des Nerven- und Immunsystems bei und aktiviert die Gene. Auch für die Entwicklung des Gehirns – die Myelinbildung als Schutzschicht um die Nervenfasern – braucht der Körper Kupfer. Und der Stoffwechsel des Elements Eisen hängt vom Kupfer ab.

Wer braucht wie viel Kupfer?

Die angemessene Zufuhr steigt bis zum Alter von etwa sieben bis zehn Jahren und liegt ab dann bei 1 bis 1,5 Milligramm pro Tag.

Da Kupfer in Lebensmitteln überall verbreitet ist, erreichen Sie die angemessene Zufuhr mit einer ausgewogenen Ernährung sehr leicht.

Welche Lebensmittel liefern Kupfer?

Viele Lebensmittel liefern Kupfer. Gute Lieferanten sind Getreideprodukte, Innereien, Fisch, Schalentiere wie Austern, Hülsenfrüchte wie Erbsen oder Linsen, Nüsse, Samen (zum Beispiel Sesam und Sonnenblumenkerne), Kakao, Schokolade, Kaffee, Tee und einige grüne Gemüse. Milch und Milchprodukte, Fleisch sowie Gemüse und Obst weisen eher geringe Kupfergehalte auf.

Wie zeigt sich ein Mangel an Kupfer?

Kupfermangel kann zu extremer Müdigkeit, aufgehellten Hautstellen, hohen Cholesterinwerten im Blut und Bindegewebsstörungen, die Bänder und Haut betreffen, führen. Weitere Folgen sind schwache und brüchige Knochen, Gleichgewichts- und Koordinationsstörungen sowie ein erhöhtes Infektionsrisiko.

Bei gesunden Menschen ist hierzulande nicht mit einer unzureichenden Versorgung mit Kupfer zu rechnen. Bestimmte Menschen haben jedoch eher Probleme, genügend Kupfer zu bekommen als andere, zum Beispiel jene mit Zöliakie oder mit der seltenen genetisch bedingten Menkes-Krankheit. Auch Menschen, die hohe Dosen von Zinkpräparaten einnehmen, die die Kupferaufnahme beeinträchtigen, können Probleme mit der Kupferversorgung bekommen.

Um den Versorgungsstatus mit Kupfer zuverlässig zu beurteilen, gibt es leider nicht einen einzelnen geeig-

Referenzwerte für eine angemessene Zufuhr

Alter	Kupfer Milligramm (mg) pro Tag
Säuglinge	
0 bis unter 4 Monate	0,2–0,6
4 bis unter 12 Monate	0,6–0,7
Kinder und Jugendliche	
1 bis unter 4 Jahre	0,5–1,0
4 bis unter 7 Jahre	0,5–1,0
7 bis unter 10 Jahre	1,0–1,5
10 bis unter 15 Jahre	1,0–1,5
Jugendliche und Erwachsene	1,0–1,5

Ausgewählte Lebensmittel mit hohem Gehalt

Angaben pro 100 g

Lebensmittel	Gehalt
Kakaopulver	4,2 mg
Rinderleber (gegart)	3,6 mg
Bitterschokolade, Sonnenblumenkerne	2,3 mg
Cashewnuss	2,1 mg
Haselnuss	1,6 mg
Sesam	1,5 mg
Weizenkeime	1,1 mg
Buchweizenmehl	0,9 mg
Pilze, z. B. Champignon	0,4 mg
Erbsen, Linsen (getrocknet, gekocht)	0,3 mg

neten Parameter. Der Kupferspiegel im Blut ist nur von begrenzter Aussagekraft, obwohl er auf eine Kupferverarmung hinweisen kann, wenn er niedrig ist. Bei adäquater Versorgung liegt der Kupferspiegel im Blutserum bei Erwachsenen etwa bei 70 bis 130 Mikrogramm pro Deziliter. Als aussagekräftiger Parameter gilt der Gehalt von Caeruloplasmin, einem Transporter von Kupfer, im Blut, der jedoch etwa infolge von Infektionen oder Entzündungen sowie durch Medikamente verändert sein kann. Sein Normwert liegt für Erwachsene bei 25 bis 63 Milligramm pro Deziliter.

Kann Kupfer schädlich sein?

Die Einnahme hoher Kupferdosen kann akut zu Magen-Darm-Beschwerden wie Übelkeit, Erbrechen und Durchfall führen. Dauerhaft hohe Zufuhren schädigen die Leber. Beides kommt selten vor. Als tolerierbare tägliche Höchstmenge gelten laut Europäischer Behörde für Lebensmittelsicherheit (EFSA) 5 Milligramm Kupfer für Erwachsene und 4 Milligramm für Jugendliche. Das heißt, dass zwischen der Zufuhr über die Ernährung und der sicheren Obergrenze keine allzu große Spanne liegt. Deshalb sagt das Bundesinstitut für Risikobewertung (BfR): Nahrungsergänzungsmittel mit Kupferzusatz sollten nicht für Menschen unter 18 Jahren in Verkehr sein. Bei Präparaten für Erwachsene sollte nicht mehr als 1 Milligramm Kupfer pro Tagesdosis zugesetzt sein. Da es derzeit keine Beweise gibt, dass eine Nahrungsergänzung mit Kupfer günstig auf die Gesundheit wirkt, ist eine – nicht ärztlich verordnete – Einnahme nicht sinnvoll.

Mangan

STECKBRIEF

- **Wichtig für:** Enzymfunktion, Energiegewinnung, Zellschutz, Knorpel- und Knochenaufbau
- **Gute Quellen:** Vollkornprodukte, Nüsse, Hülsenfrüchte, Blattgemüse, Obst, Meeresfrüchte
- **Risiko für Unterversorgung:** Menschen unter manganfreier Infusionsernährung

Was ist Mangan?

Das essenzielle Spurenelement Mangan ist vor allem in pflanzlichen, aber auch in tierischen Geweben enthalten. Im menschlichen Körper kommen etwa 10 bis 40 Milligramm davon vor. Insbesondere unsere Knochen enthalten relativ viel Mangan.

Wofür braucht der Körper Mangan?

Mangan ist Bestandteil zahlreicher Enzyme und so an vielen Prozessen wie dem Harnstoffzyklus und dem antioxidativen Stoffwechsel, der Zellen vor Schäden schützt, beteiligt. Mangan ist so auch an Auf- und Abbauprozessen der großen Nährstoffmoleküle Kohlenhydrate, Fett und Eiweiß und am Energiestoffwechsel beteiligt. Der Körper braucht Mangan auch für den Knorpel und starke Knochen, für die Fortpflanzung, die Blutgerinnung und ein starkes Immunsystem.

Wer braucht wie viel Mangan?

Die angemessene Menge an Mangan steigt bis zum Alter von zehn bis 15 Jahren an und liegt ab dann schätzungsweise bei 2 bis 5 Milligramm pro Tag.

- Nur 5 EL Haferflocken liefern bereits mehr als 2 mg Mangan.

Referenzwerte für eine angemessene Zufuhr

Alter	Mangan Milligramm (mg) pro Tag
Säuglinge	
0 bis unter 4 Monate	keine Angaben
4 bis unter 12 Monate	0,6–1,0
Kinder und Jugendliche	
1 bis unter 4 Jahre	1,0–1,5
4 bis unter 7 Jahre	1,5–2,0
7 bis unter 10 Jahre	2,0–3,0
10 bis unter 15 Jahre	2,0–5,0
Jugendliche und Erwachsene	2,0–5,0

Welche Lebensmittel liefern Mangan?

Verschiedene Lebensmittel zu essen, liefert ausreichend Mangan, darunter Vollkornprodukte wie brauner Reis und Haferflocken, Nüsse, Hülsenfrüchte wie Linsen, Blattgemüse wie Spinat und Grünkohl und manches Obst, Meeresfrüchte wie Muscheln und Austern, Tee sowie viele Gewürze. Tierische Nahrungsmittel sind meist relativ manganarm, ebenso Produkte aus weißem Mehl beziehungsweise Stärke und Zucker.

Wie zeigt sich ein Mangel an Mangan?

Bei Menschen in Deutschland ist kein Problem mit unzureichender Manganversorgung bekannt. Der normale Blutspiegel beträgt 0,3 bis 3 Mikrogramm pro Liter.

Ein Mangel an Mangan wurde bislang nur in einigen Fällen bei Menschen mit totaler parenteraler Ernährung beschrieben. Bei dieser Form der Ernährung essen und trinken die Menschen nicht, sondern sie erhalten Nährstofflösungen per Infusion direkt in den Blutkreislauf.

Wegen seiner Bedeutung für Enzyme werden Störungen etwa des Fett- und Kohlenhydratstoffwechsels als Mangelsymptome vermutet. Bei Kindern könnte ein Manganmangel zu schwachen Knochen und schlechtem Wachstum führen. Bei Männern wurden Hautausschläge und Verlust der Haarfarbe und bei Frauen Stimmungsschwankungen und stärkere prämenstruelle Schmerzen beobachtet.

Kann viel Mangan schädlich sein?
Mangan in Lebensmitteln und Getränken ist nicht schädlich. Es ist auch nicht bekannt, dass Mangan Wechselwirkungen mit Arzneimitteln hat.

Aber auch hier macht die Dosis das Gift: Bei Aufnahme sehr hoher Mengen an Mangan oder durch das Einatmen von viel Manganstaub bei Schweiß- oder Bergbauarbeiten kam es zu Manganvergiftungen. Mangan wirkt giftig auf die Nerven. Eine Überdosis kann zu Symptomen wie Zittern, Hörproblemen, Depression, Appetitlosigkeit, Kopfschmerzen und Reizbarkeit führen.

Da es zurzeit noch viele Unsicherheiten hinsichtlich der gesundheitlichen Risiken hoher Manganaufnahmen gibt, hat die Europäische Behörde für Lebensmittelsicherheit (EFSA) keine tolerierbare Höchstgrenze festgelegt. Aber sie geht davon aus, dass für Erwachsene einschließlich Schwangeren und Stillenden eine Zufuhr von bis zu 8 Milligramm pro Tag sicher ist. Laut Bundesinstitut für Risikobewertung (BfR) sollten Nahrungsergänzungsmittel nicht mehr als 0,5 Milligramm pro Tagesdosis enthalten.

Ausgewählte Lebensmittel mit hohem Gehalt

Angaben pro 100 g

Lebensmittel	Gehalt
◆ Zimt	5,7 mg
◆ Haferflocken	4,9 mg
◆ Heidelbeere	4,2 mg
◆ Haselnuss, Pekannuss	3,5 mg
◆ Miesmuscheln (gegart)	2,5 mg
◆ Vollkornbrot	1,5 mg
◆ Linsenmehl	1,4 mg
◆ Pfefferminze (frisch)	1,4 mg
◆ Naturreis (Vollkornreis, gegart)	0,8 mg
◆ Spinat	0,7 mg

Was steckt hinter Gesundheitsversprechen zu Mangan?
Mangan unterstützt den Abbau von Stärke und Zucker im Körper, seine Wirkung auf das Diabetesrisiko ist jedoch unbekannt. Ob Mangan bei der Entstehung von Diabetes eine Rolle spielt, muss noch weiter erforscht werden. Dennoch gibt es vollmundige Werbeaussagen, dass Mangan helfe, den bei Diabetes erhöhten Blutzuckerspiegel zu senken.

Laut mancher Werbeversprechen wirkt Mangan auch gegen Stimmungsschwankungen, weil es die Produktion des „Glückshormon Dopamin“ fördert. Auch Gedächtnisleistung und Fruchtbarkeit sollen angeblich von Mangan profitieren. Das mag für so manche Maus aus zugrundeliegenden Tierexperimenten stimmen oder theoretisch denkbar sein, aber entsprechende Wirkungen sind beim Menschen nicht bewiesen.

Solche Werbeaussagen sind daher verboten. Hingegen sind die folgenden Werbeaussagen erlaubt, sofern das entsprechende Produkt mindestens 0,3 Milligramm Mangan pro Tagesdosis liefert. Sie deuten alle an, dass Mangan zur normalen Körperfunktion beiträgt – aber nicht, dass es Leistungen steigert oder Krankheiten heilt:

- „Mangan trägt zu einem normalen Energiestoffwechsel bei.“
- „Mangan trägt zur Erhaltung normaler Knochen bei.“
- „Mangan trägt zu einer normalen Bindegewebsbildung bei.“
- „Mangan trägt dazu bei, die Zellen vor oxidativem Stress zu schützen.“

Molybdän

STECKBRIEF

- **Wichtig für:** Enzymfunktionen, Stoffwechsel von Eiweißstoffen und DNA, Entgiftung
- **Gute Quellen:** Vollkorngetreide, Hülsenfrüchte, Innereien, Fleisch, Milch, Ei
- **Risiko für Unterversorgung:** Menschen mit genetisch bedingtem Molybdän-Cofaktor-Mangel

Was ist Molybdän?

Molybdän ist ein essenzielles Spurenelement. Im Körper von Säugetieren wie dem Menschen kommt es nur in geringen Mengen vor, ist aber an einigen wichtigen biologischen Prozessen beteiligt.

Wofür braucht der Körper Molybdän?

In Ihrem Körper ist Molybdän als Bestandteil von Enzymen daran beteiligt, Eiweißstoffe und genetisches Material wie die DNA zu verarbeiten. Molybdän hilft auch beim Abbau von Medikamenten und giftigen Substanzen.

Wer braucht wie viel Molybdän?

Wie viel Molybdän ein Mensch benötigt, ist bisher nicht genau bekannt. Die angemessene Zufuhr wird altersabhängig geschätzt und liegt ab dem Alter von zehn Jahren bei 50 bis 100 Mikrogramm pro Tag.

- Schon beispielsweise eine Portion Rotkohl liefert mehr als die geschätzte angemessene Zufuhrmenge.

Welche Lebensmittel liefern Molybdän?

Unter anderem Getreide und Hülsenfrüchte sowie Innereien wie Leber, Rind- und Hühnerfleisch sowie Milch und Ei liefern Molybdän. Der Gehalt in pflanzlichen Lebensmitteln hängt

Referenzwerte für eine angemessene Zufuhr

Alter	Molybdän Mikrogramm (µg) pro Tag
Säuglinge	
0 bis unter 4 Monate	7
4 bis unter 12 Monate	20–40
Kinder	
1 bis unter 4 Jahre	25–50
4 bis unter 7 Jahre	35–75
7 bis unter 10 Jahre	40–80
Jugendliche und Erwachsene	
ab 10 Jahre	50–100

von der Menge an Molybdän im Boden und im für die Bewässerung verwendeten Wasser ab.

Wie zeigt sich ein Mangel an Molybdän?

Ein Molybdänmangel ist beim gesunden Menschen bisher nicht bekannt. Molybdänmangel tritt nur bei Menschen mit einer sehr seltenen genetischen Störung namens Molybdän-Cofaktor-Mangel auf. Diese Störung verhindert, dass die von Molybdän abhängigen Enzyme funktionieren. Infolgedessen kann der Körper Molybdän nicht nutzen. Das kann zu Krampfanfällen und schweren Hirnschäden führen, die in der Regel innerhalb weniger Tage nach der Geburt zum Tod führen. Eine weitere genetisch bedingte Ursache für einen Molybdänmangel kann das Fehlen eines von Molybdän abhängigen Enzyms namens Sulfitoxidase sein.

Für Molybdän ist **kein geeigneter Parameter bekannt,** mit dem der individuelle Status aussagekräftig beurteilt werden kann. Die Blutwerte streuen je nach Zufuhr sehr breit. Von daher ist eine Statusbeurteilung so gut wie unmöglich.

Wie viel Molybdän ist zu viel?

Molybdän aus natürlichen Lebensmitteln ist nicht schädlich. Menschen, die – wie beispielsweise Bergleute – hohen Molybdänkonzentrationen in der Luft und im Boden ausgesetzt sind, entwickeln jedoch manchmal schmerzende Gelenke, gichtähnliche Symptome und hohe Harnsäurespiegel im Blut.

Die Europäische Behörde für Lebensmittelsicherheit (EFSA) leitet eine tolerierbare Gesamtzufuhrmenge aus allen Quellen von circa 10 Mikrogramm pro Kilogramm Körpergewicht und Tag ab, was bei Erwachsenen 600 Mikrogramm Molybdän pro Tag entspricht. Laut Bundesinstitut für Risikobewertung (BfR) sollten Nahrungsergänzungsmittel nicht mehr als 80 Mikrogramm Molybdän pro Tagesdosis enthalten.

Es ist nicht bekannt, dass Molybdän mit Arzneimitteln interagiert oder diese beeinträchtigt. Dennoch ist es grundsätzlich immer wichtig, dass Sie Ihren Arzt, Ihre Apothekerin und andere Gesundheitsdienstleister über alle Nahrungsergänzungsmittel und verschreibungspflichtigen oder rezeptfreien Arzneimittel informieren, die Sie einnehmen.

Ausgewählte Lebensmittel mit hohem Gehalt

Angaben pro 100 g

Lebensmittel	Gehalt
Buchweizen (geschältes Korn)	485 µg
Sojabohne (getrocknet)	210 µg
Schweineleber	200 µg
Rinderleber	165 µg
Rotkohl	127 µg
Reis, Orangensaft	80 µg
Hafer (ganzes Korn), Knoblauch, grüne Erbse	70 µg
Mais, Spinat	ca. 55 µg
Gerste, Roggen (ganzes Korn), Erdnuss	ca. 45 µg
Hühnerfleisch, Karpfen, Miesmuschel	ca. 40 µg

Selen

STECKBRIEF

- **Wichtig für:** DNA-Produktion, Infektionsschutz, antioxidativer Schutz
- **Gute Quellen:** Fleisch, Eier, Fisch, Paranuss
- **Risiko für Unterversorgung:** Chronische Krankheiten, Dialyse, vegetarisch oder vegan Lebende

Was ist Selen?

Selen ist ein Spurenelement, das Ihr Körper in sehr geringen Mengen benötigt. Pflanzliche Lebensmittel enthalten nur so viel Selen, wie der Boden, auf dem sie wachsen, hergibt. Daher enthalten sie hier in Europa aufgrund der meist selenarmen Böden recht wenig davon. Im Gegensatz dazu sind die Selengehalte beispielsweise in Nordamerika hoch. Der Gehalt an Selen in tierischen Lebensmitteln schwankt weniger. Das liegt daran, dass Tiere ihren Selenstatus durch homöostatische Mechanismen aufrechterhalten und Mineralstoffmischungen für die Tiermast meist Selen enthalten.

Wofür braucht der Körper Selen?

Selen ist wichtig für die DNA-Produktion und das Immunsystem, also den Schutz des Körpers vor Infektionen. Selen hilft dem Körper, spezielle Proteine, sogenannte antioxidative Enzyme, zu bilden. Deshalb ist Selen auch wichtig für den Schutz vor Zellschäden durch freie Radikale (siehe Seite 67). Auch andere Enzyme sind von Selen abhängig, so etwa die Enzyme, die die Hormone und damit die Funktion der Schilddrüse regulieren. Als Baustein für Spermien ist Selen wichtig für die Fortpflanzung.

Wer braucht wie viel Selen?

Die angemessene Zufuhr hängt vom Alter und ab der Jugend vom Geschlecht ab. Für männliche ab 15-Jährige sollten es 70 Mikrogramm pro Tag sein, für weibliche Jugendliche und Erwachsene 60 Mikrogramm. Schwangere haben keinen nennenswert erhöhten Bedarf. Stillende sollten 75 Mikrogramm Selen pro Tag zu sich nehmen, da sie Selen mit der Frauenmilch ans Kind abgeben.

Die wünschenswerte Zufuhr von Selen ist durch ausgewogene Ernährung erreichbar. Wer kein Fleisch isst, sollte **regelmäßig selenreiches Kohlgemüse** wie Weißkohl und Wirsing sowie Zwiebeln, Knoblauch, Pilze und Hülsenfrüchte essen.

Welche Lebensmittel liefern Selen?

Tierische Lebensmittel wie Fleisch und Eier sowie Fisch stellen in Europa die beste Selenquelle dar. Denn Tierfutter darf in der Europäischen Union mit Selen angereichert werden, weshalb der Selengehalt tierischer Lebensmittel relativ konstant ist.

Wie viel Selen pflanzliche Lebensmittel liefern, kann abhängig vom Selengehalt der Böden stark schwanken. Deshalb sind Angaben zu ihrem Selengehalt wenig aussagekräftig, das

Referenzwerte für eine angemessene Zufuhr

<table>
<tr><th>Alter</th><th colspan="2">Selen
Mikrogramm (µg)
pro Tag</th></tr>
<tr><th></th><th>männlich</th><th>weiblich</th></tr>
<tr><td>Säuglinge</td><td colspan="2"></td></tr>
<tr><td>0 bis unter 4 Monate</td><td colspan="2">10</td></tr>
<tr><td>4 bis unter 12 Monate</td><td colspan="2">15</td></tr>
<tr><td>Kinder</td><td colspan="2"></td></tr>
<tr><td>1 bis unter 4 Jahre</td><td colspan="2">15</td></tr>
<tr><td>4 bis unter 7 Jahre</td><td colspan="2">20</td></tr>
<tr><td>7 bis unter 10 Jahre</td><td colspan="2">30</td></tr>
<tr><td>10 bis unter 13 Jahre</td><td colspan="2">45</td></tr>
<tr><td>13 bis unter 15 Jahre</td><td colspan="2">60</td></tr>
<tr><td>Jugendliche und Erwachsene</td><td></td><td></td></tr>
<tr><td>ab 15 Jahre</td><td>70</td><td>60</td></tr>
<tr><td>Schwangere</td><td></td><td>60</td></tr>
<tr><td>Stillende</td><td></td><td>75</td></tr>
</table>

sollten Sie bezüglich der Zahlen in der folgenden Tabelle (siehe Seite 154) beachten. Besonders viel Selen steckt in Paranüssen. Davon sollten Sie allerdings maximal zwei Stück am Tag essen, da sie auch radioaktives Radium anreichern können.

Ausgewählte Lebensmittel mit hohem Gehalt

Angaben pro 100 g

Lebensmittel	Gehalt
Paranuss	277 µg
Hering	43 µg
Makrele	39 µg
Emmentaler Käse	11 µg
Hühnerei, Linsen (getrocknet), Naturreis, Haferflocken	10 µg
Champignon	7 µg
Knoblauch	5,7 µg
Weißkohl	2,4 µg
Zwiebel	1,5 µg
Wirsing, Schweinefleisch	1,2 µg

Weitere pflanzliche Lebensmittel wie vor allem Kohl- und Zwiebelgemüse sowie Pilze und Hülsenfrüchte können auch Selen liefern. Während in den USA angebautes Getreide und Produkte daraus eine gute Selenquelle sind, sind sie es in Europa weniger.

Wie zeigt sich ein Mangel an Selen?

Bekommt der Körper langfristig zu wenig Selen oder ist sein Selenstoffwechsel durch genetische Veränderungen beeinträchtigt, schwächt das die Abwehrkraft des Immunsystems und stört die Funktion der Muskeln sowie die Spermienproduktion. Ein Mangel in der Schwangerschaft birgt Risiken für Mutter und Kind.

i Als Marker des Selenstatus eignet sich der **Blutspiegel von Selenoprotein P, kurz SePP** genannt. SePP ist ein zentraler Eiweißstoff, der Selen im Körper transportiert. Bei einem Selengehalt im Blutplasma von 100 bis 120 µg/l erreicht der SePP-Spiegel ein Maximum. Dann ist davon auszugehen, dass der Selenbedarf gedeckt ist.

Bei Menschen in bestimmten ländlichen Regionen Chinas mit einem niedrigen Selengehalt des Bodens und überwiegendem Verzehr regionaler Produkte kam es bei einer Selenzufuhr von nur etwa 10 Mikrogramm pro Tag zu Mangelkrankheiten wie der Keshan-Krankheit, einer Herzkrankheit, oder der Kashin-Beck-Krankheit, einer Art Arthritis, die Schmerzen, Schwellungen und unbewegliche Gelenke verursacht. Es gibt keine repräsentativen Daten zum Selenstatus der deutschen Bevölkerung, aber eine gemeinsame Auswertung kleinerer Studien zeigt, dass die Mehrheit der Erwachsenen in Deutschland ausreichend mit Selen versorgt zu sein scheint. Allerdings können Krankheiten dazu führen, dass Selen schlecht verwertet wird oder vermehrt verloren geht, beispielsweise chronisch entzündliche Darmkrankheiten, Mukoviszidose oder Niereninsuffizienz. Davon betroffene Menschen oder Menschen unter chronischer Dialyse könnten also eher Probleme mit der Selenversorgung haben. Außerdem sind Menschen, die sich vegetarisch und vor allem vegan ernähren, eher unzureichend mit Selen versorgt als Fleischessende.

Wie viel Selen ist zu viel?

Eine dauerhaft zu hohe Selenzufuhr kann im Laufe der Zeit unter anderem zu Brechreiz, Durchfall, Störungen des Nervensystems und später auch Verlust von Haaren, gestörter Nagelbildung und knoblauchartigem Geruch des Atems führen. Werden über Selenpräparate gleich mehrere Gramm Selen auf einmal eingenommen, kann das zu tödlichen Herzproblemen führen.

Laut Europäischer Behörde für Lebensmittelsicherheit (EFSA) ist für Erwachsene eine maximale Zufuhr von 255 Mikrogramm Selen pro Tag tolerierbar. Das Bundesinstitut für Risikobewertung (BfR) empfiehlt, dass Nahrungsergänzungsmittel nicht mehr als 40 Mikrogramm Selen pro Tagesdosis liefern sollten. Dann ist es unwahrscheinlich, dass schädliche Wirkungen durch die Einnahme von Selenpräparaten auftreten, wenn sie vorschriftsmäßig eingenommen werden.

Schützt die Einnahme von Selenpräparaten **vor Herz-Kreislauf-Krankheiten, Krebs und Erkältung?** Das wird zwar immer wieder diskutiert, aber wissenschaftlich bewiesen ist es nicht. Deshalb ist es nicht empfehlenswert, zusätzlich zum Selen aus der Nahrung ein Präparat einzunehmen.

Was darf die Lebensmittelwerbung?

Während der Schutz vor Krankheiten durch die Einnahme von Selenpräparaten wissenschaftlich nicht bewiesen ist, sind die Funktionen von Selen zur Aufrechterhaltung verschiedener

Körperprozesse unstrittig. Demzufolge sind einige gesundheitsbezogene Aussagen, sogenannte Health Claims, für Selen erlaubt. Sie wurden von der EFSA geprüft und daraufhin in der Europäischen Union zugelassen. So dürfen Anbieter von Lebensmitteln inklusive Nahrungsergänzungsmitteln unter bestimmten Bedingungen mit folgenden Aussagen werben:

- „Selen trägt zu einer normalen Spermabildung bei."
- „Selen trägt zur Erhaltung normaler Haare bei."
- „Selen trägt zur Erhaltung normaler Nägel bei."
- „Selen trägt zu einer normalen Funktion des Immunsystems bei."
- „Selen trägt zu einer normalen Schilddrüsenfunktion bei."
- „Selen trägt dazu bei, die Zellen vor oxidativem Stress zu schützen."

Die zugelassene Aussage „Selen trägt zu einer normalen Spermabildung bei" ist jedoch nicht gleichzusetzen mit der oft zu findenden Werbung für Selen als Mittel gegen Unfruchtbarkeit.

Hilft Selen gegen Unfruchtbarkeit?

Auf einschlägigen Internetseiten wird Männern empfohlen, bei Problemen mit der Fruchtbarkeit Selen zu supplementieren. Tierversuche mit Mäusen zeigten, dass ein lang anhaltender schwerer Selenmangel die Mäuse unfruchtbar macht. Beim Menschen führt eine unzureichende Selenversorgung jedoch nicht unmittelbar zur Unfruchtbarkeit, da die Hoden in der Lage sind, Selen auch im Mangelzustand zurückzuhalten. Daher sollte Selen nicht ohne Kenntnis des Selenstatus eingenommen werden.

Zink

STECKBRIEF

- **Wichtig für:** Abwehr von Krankheitserregern, Wundheilung, Fortpflanzung, Geruch und Geschmack
- **Gute Quellen:** Fleisch, Milch, Käse, Eier, Nüsse, Vollkornprodukte, Bohnen
- **Risiko für Unterversorgung:** Menschen mit chronischen Darmerkrankungen, Mangelernährung oder Medikamenteneinnahme, vegetarisch oder vegan Lebende

Was ist Zink?

Zink ist ein für den Menschen lebenswichtiges Spurenelement. Unser Körper kann es nicht selbst bilden und hat auch keine Speicherorte dafür. Deshalb müssen die Lebensmittel uns kontinuierlich Zink liefern. Im menschlichen Körper befinden sich 2 bis 3 Gramm Zink in den Zellen, über die Hälfte davon in der Muskulatur. Damit ist Zink nach Eisen das zweithäufigste Spurenelement im Körper.

Wofür braucht der Körper Zink?

Zink hilft Ihrem Immunsystem, Krankheitserreger abzuwehren. Der Körper verwendet Zink auch zur Herstellung von genetischem Material in den Zellen, also der DNA, und von Eiweißstoffen. Zellen brauchen Zink, um zu wachsen und sich zu teilen. Zink unterstützt die Wundheilung und ist wichtig bei der Fortpflanzung und für den Geruchs- und Geschmackssinn sowie für die Verwertung von Zuckermolekülen.

i Mehrere Tausend **Eiweißstoffe** einschließlich der Enzyme im menschlichen Stoffwechsel **brauchen Zink,** um richtig zu funktionieren. So hängt eine Vielzahl von Reaktionen vom Ablesen der Gene bis hin zum Abbau von Zucker von Zink ab.

Referenzwerte für eine angemessene Zufuhr

Alter	Zink Milligramm (mg) pro Tag	
	männlich	weiblich
Säuglinge		
0 bis unter 4 Monate	1,5	
4 bis unter 12 Monate	2,5	
Kinder und Jugendliche		
1 bis unter 4 Jahre	3	
4 bis unter 7 Jahre	4	
7 bis unter 10 Jahre	6	
10 bis unter 13 Jahre	9	8
13 bis unter 15 Jahre	12	10
15 bis unter 19 Jahre	14	11
Erwachsene		
ab 19 Jahre	11–16	7–10
Schwangere		
1. bis 3. Monat		7–11
4. bis 9. Monat		9–13
Stillende		11–14

Wer braucht wie viel Zink?

Da unser Körper keine nennenswerten Mengen an Zink speichert, aber Zink über die Haut und den Stuhl und bei Männern über die Samenflüssigkeit verliert, ist eine stetige Zufuhr nötig. Während der Schwangerschaft, im Säuglingsalter, in der Kindheit und in der Jugend braucht der Körper Zink, um zu wachsen und sich richtig zu entwickeln. So steigt die angemessene Zufuhr in den ersten Lebensjahren mit dem Alter an. Wie hoch die Zinkzufuhr sein sollte, hängt dann später auch vom Geschlecht ab und außerdem davon, wie sich ein erwachsener Mensch insgesamt ernährt:

Wer besonders viele unverarbeitete Vollkornprodukte und Hülsenfrüchte wie Soja- und Kidneybohnen sowie wenig oder kein tierisches Eiweiß isst, der braucht mehr Zink als ein Mensch, bei dem es andersrum ist. Das ist so, weil pflanzliche Lebensmittel – insbesondere solche, die auch als Saatgut dienen könnten wie eben Hülsenfrüchte und das ganze Getreidekorn – Phytat enthalten. Das ist ein Stoff, der der Pflanze beim Keimen hilft. Gelangt er in unseren Verdauungstrakt, bindet er dort das Zink, das unserem Körper damit nicht mehr zur Verfügung steht. Anders ausgedrückt: Phytat verringert die Bioverfügbarkeit von Zink. Daher muss bei einer hohen Phytatzufuhr auch die Zufuhr von Zink höher sein.

So gibt es Spannen für die empfohlene Zufuhr bei Erwachsenen: Die Spanne liegt für Frauen bei 7 bis 10 Milligramm Zink pro Tag, für Männer bei 11 bis 16 Milligramm. Schwangere und Stillende brauchen für ihr wachsendes Baby und zur Bildung der Frauenmilch mehr Zink als sonst.

Bei den angegebenen Spannen gilt der untere Wert bei niedriger (330 mg/Tag) und der obere bei hoher (990 mg/Tag) Phytatzufuhr:

- Eine niedrige Phytatzufuhr und damit hohe Zinkaufnahme aus den Lebensmitteln haben Menschen, die wenig Vollkornprodukte sowie Hülsenfrüchte und viel tierisches Eiweiß (wie Fleisch, Fisch) essen. Eine solche Ernährungsweise ist eher ungünstig, da sie wenig von den wertvollen Ballaststoffen aus Getreide liefert.
- Eine mittlere Phytatzufuhr und damit eine moderate Zinkaufnahme aus Lebensmitteln liegt bei Menschen vor, die tierisches Eiweiß (wie Fleisch, Fisch) sowie Vollkornprodukte und Hülsenfrüchte essen. Oder bei einer vegetarischen beziehungsweise veganen Ernährung, bei der die Getreideprodukte vorrangig aus Sauerteig oder aus gemahlenem Mehl (zum Beispiel Weißmehl) oder gekeimtem Getreide bestehen.
- Eine hohe Phytatzufuhr und damit eine verringerte Zinkaufnahme aus Lebensmitteln haben Men-

Ausgewählte Lebensmittel mit hohem Gehalt

Angaben pro 100 g

Lebensmittel	Gehalt
Auster (gegart)	22,8 mg
Getreidekeime, z. B. von Roggen und Weizen	18–21 mg
Schweineleber (gegart)	7,2 mg
Rindfleisch (gegart)	6,4 mg
Käse wie Gouda, Emmentaler, Edamer	4–6 mg
Pekannuss, Cashewnuss	5,2 mg
Sojabohne (getrocknet)	4,2 mg
Weizenvollkornmehl	3,4 mg
Hühnerei	1,5 mg
Vollkornbrot	1,5 mg

schen, die viele Vollkornprodukte (vor allem nicht gekeimt oder unfermentiert, zum Beispiel Frischkornbrei) und Hülsenfrüchte (zum Beispiel Soja, Kidneybohnen) und hauptsächlich oder nur pflanzliches Eiweiß (zum Beispiel Soja) essen.

Welche Lebensmittel liefern Zink?

Sehr viel Zink liefern Austern. Doch Sie müssen keine Muscheln essen, um ausreichend Zink zu bekommen. Viele tierische Lebensmittel wie Rind- und Schweinefleisch, Käse, Milch und Eier sowie bei den pflanzlichen Lebensmitteln Hülsenfrüchte wie Bohnen, Vollkornprodukte und Nüsse liefern viel Zink.

Obwohl Hülsenfrüchte und Vollkornprodukte das oben erwähnte Phytat enthalten, das dem Körper einen Teil des Zinks vorenthält, sind sie gute Zinkquellen. Weil sie viel Zink enthalten. Beispielsweise steckt in 100 Gramm Vollkornbrot mit 1,5 Milligramm Zink mehr als doppelt so viel Zink wie in Weißbrot mit 0,7 Milligramm – das macht die schlechtere Verfügbarkeit von Zink wieder wett.

i Der Körper nimmt **Zink aus tierischen Lebensmitteln** besser auf als aus pflanzlichen Lebensmitteln. Aber eine entsprechende Zubereitung erhöht die Bioverfügbarkeit von Zink aus Pflanzlichem, weil sie Phytat abbaut: Lassen Sie beispielsweise Getreide wie Weizen keimen oder bevorzugen Sie Sauerteigbrot, das infolge der langen Teigführung weniger Phytat enthält. Außerdem liefern phytatreiche Lebensmittel häufig mehr Zink, was die schlechtere Verfügbarkeit ausgleichen kann. Wer nicht vegan isst, kann durch Kombination mit tierischem Eiweiß aus Fleisch, Fisch, Milch und Ei die Bioverfügbarkeit erhöhen.

Wie zeigt sich ein Mangel an Zink?

Zinkmangel während der Schwangerschaft, wie er in ärmeren Ländern vorkommt, kann zu Frühgeburten und anderen Komplikationen führen. Babys können bei der Geburt ein geringes Gewicht und ein höheres Sterberisiko haben.

Bei Säuglingen und Kindern führt Zinkmangel zu langsamem Wachstum und Appetitlosigkeit und im späteren Leben möglicherweise zu Fortpflanzungsproblemen.

In jedem Alter kann Zinkmangel zum Verlust von Geschmack und Geruch sowie zu Durchfällen und höherer Anfälligkeit für Infektionskrankheiten führen. Zinkmangel kann die Wundheilung verzögern und Probleme mit dem Gedächtnis verursachen. All diese Symptome könnten auch Anzeichen für andere Probleme als einen Zinkmangel sein – als Nachweis für einen Zinkmangel gilt eine Besserung nach der Gabe von Zink. Schwerer Zinkmangel tritt hierzulande kaum auf.

Manche Menschen können jedoch Schwierigkeiten haben, genügend Zink zu bekommen, das heißt, unterversorgt sein, ohne dass gleich ein schwerer Mangel vorliegt. Dazu zählen etwa ältere Menschen infolge einer allgemeinen Mangelernährung und Menschen mit chronisch entzündlichen Darmerkrankungen, mit Alkoholproblemen oder mit langfristiger Einnahme von harntreibenden Mitteln wie Chlorthalidon.

Auch Menschen, die sich vegetarisch oder vegan ernähren, könnten wegen des hohen Phytatgehalts ihrer Ernährung und des Fehlens von tierischem Eiweiß und Fleisch als guter Zinkquelle eher Probleme mit der Zinkversorgung haben. Allerdings kann der Körper seine Aufnahmekapazität und seine Verluste ein Stück weit an den Versorgungszustand anpassen, sodass Zinkmangel auch bei rein pflanzlicher Ernährung selten ist.

Leider ist **bisher kein Parameter bekannt,** der für den individuellen Zinkstatus wirklich aussagekräftig ist. Üblicherweise wird der Zinkspiegel im Blutplasma gemessen, wobei aber unklar ist, wie hoch er idealerweise sein sollte und ob er wirklich den Zinkstatus widerspiegelt. Denn den Zellen kann es unter Umständen bereits an Zink fehlen, während der Blutspiegel noch unverändert ist.

Kann Zink schädlich sein?

Zu viel Zink kann schädlich sein. Anzeichen dafür sind Übelkeit, Schwindel, Kopfschmerzen, Erbrechen und Appetitlosigkeit. Wenn Sie über einen längeren Zeitraum zu viel Zink einnehmen, kann das das Immunsystem schwächen und den HDL-Cholesterinspiegel (gutes Cholesterin) senken. Außerdem kann es die Aufnahme von Kupfer im Körper beeinträchtigen. Da Kupfer eine Funktion im Eisenstoffwechsel hat (siehe Seite 142), kann es so zu einer Blutarmut (Anämie) kommen. Die Einnahme sehr hoher Dosen von zusätzlichem Zink kann auch die Aufnahme von Magnesium durch den Körper verringern. Daher hat die Europäische Behörde für Lebensmittelsicherheit (EFSA) tolerierbare Obergrenzen für die Zufuhr von Zink festgelegt: Erwachsene sollten 25 Milligramm pro Tag nicht dauerhaft überschreiten. Damit liegt die langfristig schädliche Dosis sehr nah an der empfohlenen Zufuhrmenge.

Aber es ist durchaus möglich, über Nährstoffpräparate und/oder Mundhygieneprodukte wie Zahnpasta, Mundwasser und Haftcremes für Prothesen, Zink im Übermaß aufzunehmen. Das Bundesinstitut für Risikobewertung (BfR) empfiehlt, dass ein Nahrungsergänzungsmittel nicht mehr als 6,5 Milligramm Zink pro Tagesdosis liefern sollte.

Zinkpräparate sollten nicht gleichzeitig mit bestimmten Arzneimitteln wie Antibiotika, L-Thyroxin oder Penicillamin (ein Medikament zur Behandlung von rheumatoider Arthritis und Morbus Wilson) und auch nicht mit größeren Mengen Eisen, Magnesium oder Calcium eingenommen werden, da sie miteinander wechselwirken können. Es ist ratsam, sie zeitversetzt einzunehmen, um unerwünschte Wechselwirkungen zu vermeiden.

Hilft Zink bei Erkältung?

Bei einem Zinkmangel ist das Immunsystem geschwächt und Krankheitserreger haben leichteres Spiel. So liegt der Umkehrschluss nahe, dass eine zusätzliche Einnahme von Zink die Abwehrkräfte stärkt. Und ein bei Erkältungen beliebtes „Hausmittel“ ist die Einnahme von Zink. Die Auswertung von verschiedenen Studien deutet darauf hin, dass eine Tagesdosis von über 75 Milligramm Zink aus Lutschtabletten tatsächlich helfen kann, die Erkältungsdauer zu verkürzen. Es ist jedoch eher unwahrscheinlich, dass die vorsorgliche Einnahme von Zink vor dem Krankwerden schützt.

Die kurzfristige Einnahme einer über der tolerablen Obergrenze liegenden Menge im Rahmen einer Erkältung wird als unproblematisch angesehen. Unerwünschte Nebenwirkungen dieser unüblich hohen Dosis sind Übelkeit und schlechter Geschmack.

Laborwerte

Einen Mangel an Mikronährstoffen feststellen

Bei gesunden Menschen, die vielfältige pflanzliche und tierische Lebensmittel essen, besteht in der Regel kein Anlass, die Laborwerte für Mikronährstoffe zu überprüfen. So hat ein Wissenschaftsteam des Instituts für Qualität und Wirtschaftlichkeit im Gesundheitswesen (IQWiG) im Jahr 2022 keinen Anhaltspunkt für einen Nutzen einer regelmäßigen Bestimmung der Vitamin-B_{12}- oder Vitamin-D-Spiegel bei symptomlosen Älteren gefunden. Labordiagnostik ist also kein Mittel zur allgemeinen Gesundheitsvorsorge. Hingegen kann es bei Angehörigen sogenannter Risikogruppen für eine Unterversorgung mit Mikronährstoffen sinnvoll sein, den Status der Mikronährstoffe zu messen und Versorgungslücken gegebenenfalls gezielt zu beheben. Dazu gehören zum Beispiel vegan lebende Menschen wegen des Verzichts auf tierische Lebensmittel (Vitamin B_{12}), ältere immobile Menschen (Vitamin D) oder Schwangere wegen eines erhöhten Bedarfs (etwa Eisen).

Bei Einnahme bestimmter Medikamente wie der Antibabypille, Säureblockern oder Antidiabetika klären Sie im Arztgespräch, ob eine Statusbestimmung für Sie sinnvoll sein könnte. Ist eine solche Untersuchung aus medizinischen Gründen wichtig, wird Ihr Arzt oder Ihre Ärztin diese veranlassen. Generell ist eine Labordiagnostik empfehlenswert, wenn Menschen chronische Erkrankungen wie etwa Magen-Darm-Krankheiten oder Mangelsymptome haben.

Vom Verdacht zur Mangeldiagnose

Wenn Sie sich Sorgen machen, ob Sie ausreichend mit Vitaminen, Mineralstoffen und Spurenelementen versorgt sind, könnten Sie mit einer qualifizierten Ernährungsfachkraft Ihre übliche Ernährung und Ihre Lebenssituation analysieren. Damit können Sie eine erste Einschätzung erhalten, ob der Status bestimmter Mikronährstoffe im Argen liegen könnte.

Gibt die Ernährungsanamnese Hinweise auf eine schlechte Versorgung und erkennt ein Arzt oder eine Ärztin bei einer körperlichen Untersuchung auch bestimmte Symptome wie Veränderungen von Haut und Schleimhäuten, Nervenstörungen oder bei Kindern ein zu geringes Wachstum, besteht der Verdacht eines Mangels.

Ob und welcher Mangel vorliegt, kann dann letztlich nur durch eine Laboruntersuchung genauer eingegrenzt werden. Denn einerseits kann das Fehlen unterschiedlicher Nährstoffe ähnliche unspezifische Symptome wie Hautprobleme und erhöhte Infektanfälligkeit verursachen. Und andererseits könnten die Symptome auch andere Gründe haben, wie etwa Entzündungen, Stress oder Schlafmangel. Bevor wir gleich zur Labordiagnostik kommen, finden Sie im Folgenden ein paar Hinweise, wie Sie den Weg zu einer Ernährungsberatung finden können.

Sie suchen eine Ernährungsberatung?

Der Begriff „Ernährungsberater" ist in Deutschland nicht geschützt. Auch „zertifizierter Ernährungsberater" ist nicht per se ein Qualitätsmerkmal. Deshalb ist es wichtig, genau auf die Qualifikation zu achten. Bei qualifizierten Ernährungsberatern oder qualifizierten Ernährungstherapeutinnen handelt es sich in der Regel um Ökotrophologinnen, Diätassistenten oder Ernährungsmedizinerinnen mit der Zusatzqualifikation „Ernährungsberatung" oder „Ernährungstherapie".

Die von den Krankenkassen anerkannten und **unabhängigen Ernährungsberatungsfachkräfte** haben sich übrigens verpflichtet, keine Produkte zu bewerben und zu verkaufen.

Der „Koordinierungskreis zur Qualitätssicherung in der Ernährungsberatung/-therapie und Ernährungsbildung" – ein Gremium aus zwölf Institutionen – hat eine Checkliste entwickelt, die Ihnen helfen kann, eine anerkannte und unabhängige Ernährungsberatung zu finden. Die Checkliste finden Sie im Internet unter www.wegweiser-ernaehrungsberatung.de. Qualifizierte Fachkräfte in Ihrer Region finden Sie über folgende Institutionen:

- VDOe BerufsVerband Oecotrophologie e. V. (www.vdoe.de/beruf/vdoe-expertensuche)
- Deutsche Gesellschaft für Ernährung e. V. (www.dge.de/beratung/)
- Deutsche Gesellschaft der qualifizierten Ernährungstherapeuten und Ernährungsberater – QUETHEB e. V. (www.quetheb.de/expertenpool)
- Verband der Diätassistenten (www.vdd.de/diaetassistenten-suche)
- Verband für Ernährung und Diätetik e. V. (www.vfed.de/de/fachkräfte-suche/fachkräfte-suche)

Grundsätzlich haben Sie Anspruch auf eine Ernährungsberatung bei Krankheiten, die durch die Ernährung verursacht wurden oder bei denen es sinnvoll ist, die Ernährung umzustellen, wie etwa Diabetes, Allergien, Adipositas oder Mangelernährung. Fragen Sie in Ihrer Hausarztpraxis nach einer Ernährungsberatung. Bei entsprechendem Anlass kann man Ihnen dort eine ärztliche Notwendigkeitsbescheinigung ausstellen. Mit einer solchen Verordnung zahlt die Krankenkasse mindestens einen Teil der Kosten der Ernährungsberatung.

Die Labordiagnostik

Welche Analyseverfahren zum Einsatz kommen, ist von Nährstoff zu Nährstoff unterschiedlich und es hängt davon ab, welche „Bioproben" zur Verfügung stehen. Am aussagekräftigsten wäre die Untersuchung einer Gewebeprobe etwa aus der Leber oder den Muskeln – aber diese sogenannte Biopsie ist in den meisten Fällen übertrieben. Denn das wäre ein körperlicher Eingriff, den Ärzte in der Regel nur anwenden, wenn sie etwa einen verdächtigen Knoten oder Gewebeveränderungen diagnostizieren müssen. An Urin und Blut ist leichter heranzukommen, sodass diese Bioproben im Labor untersucht werden.

Die Labortests messen entweder die Konzentration eines Nährstoffs oder seiner Stoffwechselprodukte in der Bioprobe. Oder sie messen die Auswirkungen seines Mangels, wie zum Beispiel eine reduzierte Enzymaktivität. Für manche Nährstoffe gibt es mehrere Tests mit unterschiedlicher Aussagekraft.

Die Analysemethoden und -materialien können also von Labor zu Labor unterschiedlich sein. Die Bereiche für normale Werte variieren je nach verwendetem Testkit. Deshalb gibt es für die meisten Laboruntersuchungen auch keine allgemeingültigen Normwerte. Bei den Nährstoffporträts finden Sie Hinweise auf ausgewählte wissenschaftlich anerkannte Marker für den jeweiligen Nährstoff und deren Zielbereiche; es könnte aber sein, dass das Labor Ihrer Hausarztpraxis andere Marker und Zielbereiche ansetzt.

Bei **medizinisch begründetem Verdacht auf einen Mikronährstoffmangel** kann Ihre Hausarztpraxis entsprechende Untersuchungen veranlassen. Die Kosten übernimmt in solch einem Fall die Krankenkasse. Möchten Sie Ihren Versorgungsstatus „einfach so" kennen, können Sie entsprechende Laboranalysen in der Arztpraxis als individuelle Gesundheitsleistung oder in einem freien Labor beauftragen und selbst bezahlen. Die Kosten dafür reichen von fünf bis 60 Euro pro Nährstoff bis hin zu mehreren Hundert Euro für umfangreiche Tests und Kombi-Pakete. Möglicherweise übernehmen einige private Krankenkassen und naturheilkundliche Zusatzversicherungen die Kosten.

Laborwerte richtig interpretieren

Bei den meisten Vitaminen spiegelt die Konzentration im Vollblut, Plasma oder Serum durchaus den realen Versorgungsstatus wider. Jedoch können Vitamine in Geweben und Zellen gespeichert sein, sodass der Spiegel im Serum oder Plasma wie etwa bei Folat (siehe Seite 72) nur die kurzfristige Versorgung anzeigt. Für eine Aussage zur Langzeitversorgung ist die Konzentrationsbestimmung in roten Blutkörperchen erforderlich.

Insbesondere bei Mineralstoffen und Spurenelementen ist es so, dass ihre Konzentration im Blut in weiten Bereichen homöostatisch reguliert wird (siehe Seite 93). Und ihre Konzentration ist von zahlreichen Einflüssen abhängig. Daher ist die Aussagekraft Ihres Blutspiegels eingeschränkt.

Hier ein paar Beispiele: Lassen Sie während einer Infektion Ihren Zinkstatus feststellen, liegt er möglicherweise sehr niedrig. Das heißt aber nicht, dass Sie einen Zinkmangel haben. Es heißt nur, dass die Infektion den niedrigeren Wert verursacht, der sich nach der Infektion automatisch wieder normalisiert. Während des Fastens ist der Zinkwert dagegen erhöht. Auch der Biomarker für die Eisenversorgung, der Ferritinwert, steigt bei einer Infektion an. Wird er während der Infektion gemessen, bleibt ein Eisenmangel möglicherweise unerkannt. Neben dem aktuellen Gesundheitszustand können auch andere Aspekte wie die Genetik oder das Körpergewicht den Nährstoffstatus beeinflussen.

Zeigen die Laboruntersuchungen einen Mangel an, heißt das nicht automatisch, dass die Einnahme des entsprechenden Nährstoffs die Lösung des Problems ist. Es ist zunächst wichtig, die Ursachen dafür ausfindig zu machen. Denn unter Umständen ist der Mangel gar kein Zeichen einer zu geringen Zufuhr, sondern hat andere medizinische Ursachen, die behandelt werden müssen.

Für die Beurteilung der Laborwerte kann es auch bedeutsam sein, dass und welcher zeitliche Abstand zwischen einer Einnahme von Mikronährstoffen und der Blutabnahme liegt. Das ist insbesondere bei Biotin zu beachten (siehe Seite 50): Weil ein erhöhter Biotingehalt des Probenmaterials viele Messverfahren beeinflusst und zum Beispiel einen erhöhten Folatstatus vortäuschen kann, sollten Sie 12 bis 15 Stunden vor der Blutentnahme kein zusätzliches Biotin einnehmen. Deshalb sollten Sie in jedem Fall in der Hausarztpraxis oder im Labor mitteilen, ob und welche Nährstoffpräparate Sie einnehmen.

Unseriös: Selbsttests und alternative Testmethoden

Nicht zu empfehlen sind frei verkäufliche Selbsttests, die vor allem online zum Verkauf stehen. Da gibt es solche, bei denen man sich selbst einen Tropfen Blut aus der Fingerkuppe entnimmt und an ein Labor schickt. Das suggeriert eine genaue Analyse, aber es liefert von Anbieter zu Anbieter schwankende Ergebnisse und ist fehleranfällig, zum Beispiel, weil durch das Drücken der Fingerkuppe rote Blutkörperchen zerstört werden, was das Ergebnis verfälschen kann. Es ist besser, wenn Fachkräfte das Blut abnehmen und wenn Ihr Arzt oder Ihre Ärztin beziehungsweise eine Ernährungsfachkraft die Ergebnisse kritisch bewertet. Denn die von den Anbietern von Selbsttests mitgelieferte Auswertung ist nicht wirklich hilfreich: Zum einen wegen der erwähnten Schwäche der Methode, zum anderen, weil sie eher der Verkaufsförderung für möglicherweise unnötige Nahrungsergänzungsmittel dient. Denn die Anbieter der Selbsttest bieten häufig direkt zusammen mit den Analyseergebnissen Produkte zum Ausgleich vermeintlicher Nährstoffdefizite an.

Dann gibt es solche Selbsttests, bei denen Sie sich einfach ein paar Haare abschneiden und per Post einschicken müssen, um angeblich den individuellen Bedarf an Vitaminen und Co zu erfahren. Aber: Haaranalysen sind kein anerkanntes diagnostisches Verfahren für die Nährstoffversorgung. Bewährt haben sich Haaranalysen nur zum Nachweis von Drogenkonsum und für kriminaltechnische Nachweise, zum Beispiel bei einer Arsenvergiftung. Vitamine lassen sich damit gar nicht untersuchen.

Auch alternative Testmethoden für Mikronährstoffe, die teilweise in Apotheken, Reformhäusern, Naturheilkunde-, aber auch Arztpraxen angeboten werden, sind aus den im Folgenden genannten Gründen unseriös. Dazu gehört die Messung elektromagnetischer Schwingungen mit einem Bioresonanzgerät, die Rückschlüsse auf den individuellen Mikronährstoffbedarf erlauben soll. Dafür gibt es aber keine wissenschaftlichen Beweise. Gleiches gilt für die kinesiologische Diagnostik und den Antioxidantien-Scanner. Bei kinesiologischer Diagnostik soll ein Muskeltest zeigen, welche Mikronährstoffe der Körper besonders benötigt. Der Antioxidantien-Scanner soll mittels LED-Licht-Bestrahlung der Haut antioxidativ wirkende Vitamine im menschlichen Gewebe messen – hat aber keine Zulassung als Medizinprodukt und darf nicht für medizinische Diagnosen genutzt werden.

Die gesunde Ernährung

Mehr als nur die beste Quelle für Mikronährstoffe

Essen und Trinken sind existenzielle Grundbedürfnisse. Wir essen und trinken, um die zum Leben notwendigen Stoffe aufzunehmen. Neben den Mikronährstoffen sind das die energieliefernden Makronährstoffe Kohlenhydrate, Proteine und Fette sowie Wasser. Und dann sind da noch Ballaststoffe und sekundäre Pflanzenstoffe, die in unserem Körper wichtige Funktionen wahrnehmen.

Doch Ernährung ist weit mehr als das. Essen und Trinken sind sinnliche, emotionale und soziale Erfahrungen, die tief in unserer Kultur, unseren Erinnerungen und Gewohnheiten verwurzelt sind. Das erklärt, warum es Ihnen vielleicht wider besseres Wissen schwerfällt, lieb gewonnene oder einfach eingeschliffene Routinen beim Essen und Trinken zu ändern. So etwas ist herausfordernd und braucht Zeit.

Außerdem können die immer wieder neuen und vermeintlich widersprüchlichen Schlagzeilen zu dem, was gesund sein soll, ebenso herausfordernd und irritierend sein. Ein Ernährungstrend jagt den nächsten, die beste Diät soll endgültig die Pfunde purzeln lassen und ein ganz besonderes Lebensmittel mit seinen Inhaltsstoffen Wunder wirken. Für solche Botschaften werden häufig Ergebnisse von einzelnen Studien isoliert betrachtet und als Wahrheiten präsentiert, obwohl einzelne Studien kaum Gewissheit bringen. Betrachtet man die Einzelergebnisse vor dem Hintergrund des vorhandenen Wissens und reiht sie dort ein, ergeben sich recht unspektakuläre Einschätzungen. Was beim Blick auf die wissenschaftliche Beweislage insgesamt zu einer gesunden, nährstoffreichen Ernährung zu sagen ist, lesen Sie kurz und knapp in diesem Kapitel.

Es gibt nicht DAS Superfood, DAS eine Rezept oder DEN einen Lifehack für eine gesunde Ernährung. Gesunde Ernährung ist ein Lebensstil, für den Sie sich entscheiden können.

Gesunde Ernährung ist individuell

Um es gleich zu sagen: Die eine gesunde Ernährung für alle gibt es nicht. Gesunde Ernährung ist individuell. Ihre Ansprüche an eine gesunde Ernährung unterscheiden sich wahrscheinlich von denen Ihres Nachbarn und der Briefträgerin. Gründe dafür können körperlicher Natur sein, also das Alter, das Geschlecht, die Größe und das Gewicht oder der Anteil von Muskeln und Fett im Körper. Auch die körperliche Aktivität, der Gesundheitszustand und Allergien oder Unverträglichkeiten spielen eine Rolle. Außerdem gibt es natürlich unterschiedliche Geschmäcker und Vorlieben beim Essen und Trinken.

Einen individuell gültigen Ernährungsplan werden Sie hier also nicht finden. Aber es gibt ein paar gemeinsame Nenner, die sich aus der Gesamtheit der wissenschaftlichen Erkenntnisse ergeben. An diesen allgemeinen Richtlinien können Sie sich orientieren, um auf eine gesundheitsförderliche, ausgewogene Art zu essen und zu trinken. Gleichzeitig lassen diese Richtlinien Ihnen den Freiraum, Ihre Ernährung nach Ihren eigenen Bedürfnissen und Vorlieben zu gestalten.

i Gesundes Essen und Trinken ist wichtig. Für Ihre eigene **Gesundheit, jetzt und in Zukunft.** Und für die Gesundheit anderer Lebewesen und die Lebensqualität auf unserem Planeten.

Gesunde Ernährung ist nachhaltig

Sich gesund zu ernähren, ist eine abwechslungsreiche Art zu essen und zu trinken, die Ihnen ausreichend Nährstoffe und so viel Energie wie nötig liefert. Gesunde Ernährung kann Ihnen helfen, sich wohlzufühlen, körperlich und geistig fit zu sein und Volkskrankheiten wie Typ 2 Diabetes, Herzkrankheiten und Krebs vorzubeugen. Mit einer gesunden Ernährung ist Ihr Körper gut auf Krisenzeiten vorbereitet. Das heißt, er kann Zeiten, in denen Sie wenig essen oder – wie etwa bei einer Infektion – mehr verbrauchen, gut überstehen. Gleichzeitig bedeutet, sich gesund zu ernähren, dass Ihr Konsum die Umwelt nicht zu sehr belastet. Zum Glück geht die sowohl für den Menschen als auch für seine Umwelt gesunde Ernährung Hand in Hand. Wir sprechen dann von nachhaltiger Ernährung.

Eine nachhaltige Ernährung kann auf unterschiedliche Weise erreicht werden. Wenn Sie sich für eine der folgenden Möglichkeiten entscheiden, können Sie Ihrer eigenen Gesundheit und auch der Umwelt viel Gewinn bringen.

Mehr pflanzliche und weniger tierische Lebensmittel

Viel Gemüse, Obst, Vollkornprodukte, ungesalzene Nüsse und Samen sowie verschiedene Hülsenfrüchte – also Linsen, Erbsen, Bohnen – und wenig Fleisch zu essen, ist ein guter Schritt für Ihre eigene Gesundheit und die des Planeten.

Durch die Wahl von weniger Fleisch, vor allem rotem Fleisch wie Rind- und Schweinefleisch und verarbeiteten Fleischprodukten wie Wurst, verringert sich das Risiko für bestimmte Krankheiten wie Krebs und Schlaganfall. Und es schont die Umwelt, wenn weniger Tiere für unseren Konsum gehalten werden müssen.

Dennoch sind kleine Mengen von unverarbeitetem, magerem Fleisch sowie Eier, Milch und Milchprodukte, deren Produktion auch die Umwelt belastet, Teil von Ernährungsempfehlungen. Denn sie sind gute Quellen für bestimmte Nährstoffe und haben zusätzlich Vorteile für die Gesundheit des Menschen. Grundsätzlich gilt daher: Nicht mehr essen, als Sie brauchen.

Pflanzliche Alternativen wie Hülsenfrüchte, Tofu oder Tempeh sind **gute Fleischersatzprodukte,** die zusätzlich die Umwelt weniger belasten. Pflanzliche Milchersatzprodukte sind auch gut für die Umwelt, ihre gesundheitlichen Wirkungen beim Menschen sind jedoch noch nicht ausreichend erforscht. In der Praxis ist ein mit Calcium, Vitamin B_2, Vitamin B_{12} und Jod angereichertes Milchersatzprodukt ein geeigneter Ersatz. Bio-Produkte sind aber nicht angereichert.

Kein Fleisch zu essen, ist natürlich auch möglich. Wollen Sie komplett auf tierische Produkte verzichten, also außer Fleisch auch keine Milch und keine Milchprodukte, keine Eier und keinen Fisch konsumieren, kann Ihnen die Ernährung nicht mehr alle nötigen Nährstoffe liefern und Sie

Lebensmittelgruppe	Von Natur aus hauptsächlich enthaltene Mikronährstoffe		
Gemüse, Blattsalat	♦ Vitamin-A-Vorstufen ♦ Vitamin E ♦ Vitamin K	♦ Folat ♦ Vitamin C ♦ Kalium ♦ Calcium	♦ Magnesium ♦ Eisen ♦ Mangan
Pilze	♦ Vitamin-A-Vorstufen ♦ Vitamin D	♦ Niacin ♦ Pantothensäure ♦ Biotin	♦ Eisen ♦ Selen
Obst	♦ Vitamin-A-Vorstufen	♦ Vitamin C ♦ Folat	♦ Kalium
Hülsenfrüchte	♦ Vitamin-A-Vorstufen ♦ Vitamin B_1 ♦ Niacin	♦ Pantothensäure ♦ Biotin ♦ Phosphor ♦ Magnesium	♦ Eisen ♦ Mangan ♦ Molybdän
Nüsse, Samen	♦ Vitamin E ♦ Vitamin B_1 ♦ Vitamin B_6 ♦ Folat ♦ Biotin	♦ Kalium ♦ Calcium ♦ Phosphor ♦ Magnesium ♦ Eisen	♦ Zink ♦ Selen ♦ Kupfer
Getreide, Getreideprodukte (Vollkorn)	♦ Vitamin B_1 ♦ Vitamin B_2 ♦ Niacin ♦ Vitamin B_6 ♦ Folat	♦ Pantothensäure ♦ Biotin ♦ Kalium ♦ Magnesium ♦ Eisen	♦ Zink ♦ Kupfer ♦ Mangan ♦ Molybdän

Lebensmittelgruppe	Von Natur aus hauptsächlich enthaltene Mikronährstoffe		
Kartoffeln	♦ Vitamin B_1	♦ Folat	♦ Vitamin C
Milch und Milchprodukte	♦ Vitamin A, Vitamin-A-Vorstufen ♦ Vitamin K	♦ Vitamin B_2 ♦ Pantothensäure ♦ Vitamin B_{12}	♦ Calcium ♦ Jod ♦ Zink
Eier	♦ Vitamin A ♦ Vitamin D ♦ Vitamin K ♦ Folat	♦ Biotin (gegartes Ei) ♦ Vitamin B_{12} ♦ Jod, Zink	♦ Selen
Fisch, Meeresfrüchte	♦ Vitamin D ♦ Vitamin B_2 ♦ Niacin ♦ Vitamin B_6	♦ Pantothensäure ♦ Vitamin B_{12} ♦ Phosphor ♦ Magnesium	♦ Jod ♦ Fluorid ♦ Selen ♦ Mangan
Fleisch und Fleischprodukte	♦ Vitamin A ♦ Vitamin K ♦ Vitamin B_1 ♦ Niacin	♦ Vitamin B_6 ♦ Pantothensäure ♦ Vitamin B_{12} ♦ Eisen	♦ Zink ♦ Selen
Trink- und Mineralwasser	je nach Quelle: ♦ Calcium	♦ Magnesium	♦ Fluorid

Lebensmittelgruppen und die von ihnen hauptsächlich gelieferten Mikronährstoffe. Teilweise sind die genannten Mikronährstoffe nur in einzelnen Lebensmitteln der Gruppe vertreten, hier jedoch bei der Lebensmittelgruppe allgemein genannt. Genauere Informationen finden Sie in den Nährstoffporträts.

sollten zumindest ein Vitamin-B_{12}-Präparat einnehmen (mehr dazu erfahren Sie auf Seite 49).

Weniger Snacks und Süßigkeiten

Für Ihre optimale Versorgung mit Mikronährstoffen benötigen Sie keine Produkte wie salzige Snacks, Süßigkeiten, Softdrinks und alkoholische Getränke. Diese Produkte liefern wenig wertgebende Nährstoffe und stattdessen viele Kalorien. Weniger dieser Produkte, die Sie nicht brauchen, zu essen und zu trinken, schont zum einen enorm die materiellen Ressourcen. Denn wenn man nicht mehr konsumiert als man braucht, werden nicht mehr Lebensmittel hergestellt, verarbeitet, verpackt und transportiert als nötig. Wenn jeder, der zu viel isst, weniger isst, kommt das zum anderen aber auch seiner Gesundheit zugute. So verhindern Sie beispielsweise, dass Sie ungewollt Gewicht zunehmen. Und das hilft wiederum dabei, gesundheitlichen Problemen vorzubeugen, die durch Übergewicht begünstigt werden – also etwa Problemen mit den Kniegelenken, Bluthochdruck, Herzkrankheiten und Fettleber.

Gesunde Ernährung ist bunt

Achten Sie auf eine bunte Mischung verschiedener Lebensmittel, die Sie aus möglichst allen Lebensmittelgruppen wählen (siehe Tabelle Seite 176–177). So stellen Sie sicher, dass Ihre Ernährung Ihnen einen reichhaltigen Mix an Vitaminen, Mineralstoffen und Spurenelementen liefert. Und auch andere lebenswichtige und gesundheitsfördernde Stoffe decken Sie damit gut ab.

- Setzen Sie dabei auf Pflanzenpower: Essen Sie viel Gemüse und Obst, vor allem regionale Erzeugnisse in der jeweiligen Erntesaison. Eine farbenfrohe Auswahl an Gemüse und Obst ist reich an Mikronährstoffen und darüber hinaus an Ballaststoffen und gesundheitsfördernden sekundären Pflanzenstoffen. Bei den Getreideprodukten Vollkorn- anstelle von Weißmehlprodukten zu wählen, gewährleistet auch eine bessere Versorgung mit Mikronährstoffen und anderen günstigen Inhaltsstoffen.
- Gesunde Fette sind weich oder flüssig wie Olivenöl und Rapsöl

und sichern Ihre Versorgung mit fettlöslichen Vitaminen. Sie liefern außerdem wertvolle Fettsäuren.

- Gute Quellen für Vitamine, Mineralstoffe und Spurenelemente sowie Eiweiß sind Hülsenfrüchte, Samen und Nüsse und – in moderaten Mengen – Eier, Milchprodukte und mageres Fleisch sowie Fisch.
- Trinken Sie am besten Wasser, es ist wichtig für alle Stoffwechselvorgänge im Körper – und je nach Quelle des Wassers liefert es zudem Mineralstoffe wie Calcium und Magnesium. Auch andere zuckerfreie Getränke wie Tee und Kaffee sind gute Lieferanten von Flüssigkeit.
- Von Natrium und Chlorid sollten Sie wenig konsumieren. Das heißt: Salz sparsam einsetzen, und dabei am besten Jodsalz verwenden (siehe Seite 137).
- Kochen Sie zu Hause! Wenn Sie Ihr Essen selbst zubereiten, haben Sie die Kontrolle darüber, wie viel Salz und welche sonstigen Zutaten enthalten sind. Und wie Sie im Folgenden lesen, können Sie über die Zubereitung auch mit beeinflussen, wie gut Ihr Essen Sie mit Mikronährstoffen versorgt.

Mikronährstoffe maximal ausnutzen

Je vielseitiger die Ernährung in der Zusammensetzung, aber auch in der Zubereitung, ist, desto eher liefert sie bis auf Vitamin D alle und ausreichend Mikronährstoffe. Auch ein achtsamer Umgang mit den Lebensmitteln schützt vor dem Verlust von Vitaminen und Co.

Um **Vitaminverluste zu minimieren,** sollten Sie frisches Gemüse und Obst nicht lange lagern und es zwar gründlich, aber nur kurz und unzerkleinert waschen. Letzteres schont auch die Mineralstoffe und Spurenelemente, die mit dem Wasser ausgewaschen werden können.

Während manche Vitamine wie Folat beim Zerkleinern und Erhitzen teilweise zerstört werden, kommt die Verarbeitung anderen wie etwa dem Provitamin A zugute: Durchs Zerkleinern von Gemüse etwa beim Entsaften, Reiben oder Kochen verbessert sich die Bioverfügbarkeit von Provitamin A für den Körper. Die Bioverfügbarkeit ist ein Maß dafür, wie gut der Körper einen Nährstoff aufnehmen kann. Deshalb empfiehlt es sich, Gemüse mal als Rohkost, mal schonend zubereitet, zu essen. Achten Sie darauf, Gemüse eher zu dünsten statt zu kochen und nicht warm zu halten.

Wie Sie in den Nährstoffporträts sehen, gehören Nüsse und Samen zu guten Lieferanten für Mikronährstoffe. Der Körper kann die Mikronährstoffe aber nur nutzen, wenn er die Lebensmittel im Verdauungstrakt „knacken“ kann – und das ist etwa bei unzerkauten Leinsamen oder Nussstückchen schwierig. So kann hier das Verarbeiten wie das Schroten oder Mahlen oder der Verzehr als Nussmus die Bioverfügbarkeit erhöhen.

Auch das Einweichen und Keimenlassen von Leinsamen und anderen Samen, etwa von Gemüse wie Radieschen oder Hülsenfrüchten wie Linsen sowie Getreidekörnern wie Weizen, ist ein Tipp für eine gute Mikronährstoffausbeute: Keimlinge und Sprossen haben eine höhere Dichte an Vitaminen und Co als die ausgewachsene Pflanze. Mineralstoffe und Spurenelemente wie Magnesium, Eisen und Zink sind besser verfügbar als sonst, weil das Keimen das Phytat (siehe Seite 158), das die Nährstoffe bindet, abbaut.

Was für Sie gesund ist, hängt auch immer von Ihren Bedürfnissen und Lebensumständen ab. Experimentieren Sie, finden Sie heraus, was Ihnen guttut. **Genießen Sie die Vielfalt der Lebensmittel!** Diese bietet Ihnen eine Fülle von Möglichkeiten, sich ausgewogen mit lebensnotwendigen Mikronährstoffen zu ernähren und Freude am Essen zu haben.

Nahrungs-ergänzung – aber richtig!

Nahrungsergänzung bewusst einsetzen

Keine Lust aufs Kochen? Die passenden Zutaten sind nicht im Haus und zum Einkaufen fehlt die Zeit? Sich bei all dem Alltagsstress auch noch ausgewogen zu ernähren (siehe Seite 171), kann für manche herausfordernd sein. Vielleicht haben Sie sich auch schon mal gefragt, ob Sie Vitaminpillen brauchen, um Ihre vermeintlich ungesunde Ernährung auszugleichen und Ihrer Gesundheit auf die Sprünge zu helfen. Bevor wir zu Sinn und Unsinn solcher Pillen kommen, lassen Sie uns erst einmal klären, worüber wir reden.

Präparate mit Vitaminen und Mineralstoffen gibt es in verschiedenen Darreichungsformen zu kaufen, wie Kapseln, Brausetabletten oder Tropfen. Sie finden sie sowohl als Nahrungsergänzungsmittel in Supermärkten, Drogerien, Reformhäusern und Onlineshops als auch als Arzneimittel in Apotheken. An den Verpackungen sieht man einem Produkt kaum an, ob es zur einen oder anderen Kategorie gehört. Doch obwohl die Form identisch ist, gibt es entscheidende Unterschiede.

Lebensmittel oder Arzneimittel?

Nahrungsergänzungsmittel sind rechtlich gesehen Lebensmittel. Sie sollen die Ernährung von gesunden Menschen ergänzen. Bringt ein Hersteller ein Nahrungsergänzungsmittel auf den Markt, muss er die zuständige Bundesbehörde nur darüber informieren und Angaben zu den Inhaltsstoffen machen. Dabei müssen die Hersteller zwar gewährleisten, dass ihr Produkt sicher ist, dazu aber keine Nachweise einreichen. Die Behörde prüft die Produkte nicht vorab. Behörden sind dann aber dafür verantwortlich, Maßnahmen gegen unsichere Nahrungsergänzungsmittel zu ergreifen, nachdem sie auf den Markt gekommen sind. Unsicher sind etwa Nahrungsergänzungsmittel, die nicht zugelassene oder gar verbotene Zutaten oder Mikronährstoffe in sehr hoher Dosis enthalten.

Europaweit geregelt ist lediglich, welche Vitamine, Mineralstoff- und Spurenelementverbindungen in Nahrungsergänzungsmitteln eingesetzt werden dürfen. Rechtlich verbindliche Höchstmengen für Vitamine und Mineralstoffe gibt es (noch) nicht. Bei Nahrungsergänzungsmitteln darf die tatsächlich enthaltene Menge der Inhaltsstoffe um bis zu 50 Prozent von der angegebenen Menge abweichen. Paradox ist: In Nahrungsergänzungsmitteln, die bisher keiner Höchstmengenregulierung unterliegen, finden sich Mikronährstoffe oft höher dosiert als in zulassungspflichtigen Arzneimitteln. Das heißt also zum einen, dass man sich bei Nahrungsergänzungsmitteln gar nicht sicher sein kann, ob wirklich die Dosis drin ist, die draufsteht. Das ist nur bei Mikronährstoffpräparaten in Form von Arzneimitteln gewährleistet. Zum anderen heißt das auch, dass es mit Nahrungsergänzungsmitteln leicht zu Überdosierungen kommen kann, die zu Nebenwirkungen wie etwa zu Nierenproblemen bei längerfristiger Überdosierung von Vitamin D führen können.

Arzneimittel sollen Krankheiten heilen, lindern oder verhüten. Hersteller müssen Studien vorlegen, die die Qualität, Wirksamkeit und Sicherheit der Arzneimittel belegen. Die zuständige deutsche oder europäische Behörde prüft diese Nachweise. Der Hersteller darf das Arzneimittel erst dann auf den Markt bringen, wenn die Behörde es infolge der Prüfung zugelassen hat. Als Arzneimittel vermarktete Mikronährstoffpräparate müssen exakt dosiert sein. Bei manchen Arzneimitteln handelt es sich um frei verkäufliche Arzneimittel, andere sind verschreibungspflichtig (siehe Seite 200).

Im Gegensatz zu Arzneimitteln kommen **Nahrungsergänzungsmittel ohne behördliche Zulassung** und damit ohne Prüfung von Nutzen und Risiken auf den Markt. Während Arzneimittel dazu bestimmt sind, Krankheiten zu heilen oder zu verhüten, dürfen die Anbieter von Nahrungsergänzungsmitteln nicht mit Heilversprechen werben. Und sie dürfen die Produkte auch nicht so aufmachen wie Arzneimittel.

So müssen Nahrungsergänzungsmittel deklariert sein

1. „Nahrungsergänzungsmittel" ist die verbindliche Bezeichnung
2. Angaben zu produktprägenden Nährstoffen, z. B. „mit Calcium und Vitamin D"
3. Zutatenverzeichnis
4. Allergene Zutaten sind hervorzuheben
5. Empfohlene tägliche Verzehrsmenge in Portionen
6. Warnhinweis „Die empfohlene tägliche Verzehrsmenge darf nicht überschritten werden."
7. Hinweis, dass Nahrungsergänzungsmittel kein Ersatz für eine ausgewogene Ernährung sind
8. Hinweis, das Produkt außerhalb der Reichweite von Kindern aufzubewahren
9. Mengenangabe
10. Mindesthaltbarkeitsdatum
11. Name oder Firma und Adresse des Herstellers, Verpackers oder Verkäufers
12. Nährwertangaben und Angaben zur Bedarfsdeckung

Calciumtabletten
plus Vitamin D

Zusammensetzung

	Calcium	Vitamin D
(12) pro Kautablette	600 mg	5 µg
% des empf. Tagesbedarfs pro Kautablette*	75 %	100 %

*nach der Lebensmittelinformationsverordnung

Calcium und Vitamin D für die Erhaltung normaler Knochen und Muskelfunktion

1 x täglich

(1) **Nahrungsergänzungsmittel mit Calcium und Vitamin D** (2)

(3) **Zutaten:** Calciumcarbonat, Glucosesirup, Sacharose,
(4) **Sojaöl**, Kakaomasse, Wasser, Gelatine, Schokoladenaroma, Verdickungsmittel Gummi arabicum, Stärke,Vitamin D3

Verzehrempfehlung:
1 Kautablette pro Tag. (5)

(6) Die empfohlene Verzehrsmenge pro Tag darf nicht überschritten werden. Nahrungsergänzungsmittel sollten (7) nicht als Ersatz für eine ausgewogene und abwechslungsreiche Ernährung verwendet werden.
Nur zum Verzehr für Erwachsene. Außerhalb der Reichweite von Kindern aufbewahren. Trocken und nicht über 25° C lagern. (8)

1 Kautablette = 3,9 g (9)
L-Nr.:/Mindestens haltbar bis Ende: siehe Aufdruck

MHD. 12.2018 (10)

Fa. xy (11)

Erlaubte gesundheitsbezogene Aussagen

Während auf Krankheiten bezogene Aussagen zu Nahrungsergänzungsmitteln und anderen Lebensmitteln verboten sind, können gesundheitsbezogene Werbeaussagen erlaubt sein. Erlaubt sind jedoch nur Aussagen, die wissenschaftlich ausreichend geprüft und in der Europäischen Union offiziell zugelassen sind. Welche für Vitamine, Mineralstoffe und Spurenelemente derzeit erlaubt sind, steht in einer EU-weit gültigen Liste der sogenannten Health Claims.

Wichtig: Erlaubt heißt aber nicht, dass die damit beworbenen Produkte sinnvoll oder notwendig sind. So darf ein Calcium-Nahrungsergänzungsmittel beispielsweise die Aussage „für die Erhaltung normaler Knochen“ tragen. Das Mittel einzunehmen, ist in der Regel aber nicht nötig, da die übliche Ernährung ausreichend Calcium liefert (siehe Seite 94).

Hilfreich, sinnlos und gefährlich

Der Appetit auf Nährstoffe in Pillenform ist hierzulande groß: Laut einer repräsentativen Umfrage des Bundesinstituts für Risikobewertung (BfR) im Jahr 2022 nimmt jede dritte Person mindestens einmal pro Woche Vitamine über Nahrungsergänzungsmittel zu sich, jede sechste Person täglich. Der Umsatz mit Vitaminen und Mineralstoffen in Form von Nahrungsergänzungsmitteln und frei verkäuflichen Arzneimitteln steigt seit Jahren kontinuierlich an und wird laut Prognosen in Deutschland im Jahr 2029 mit schätzungsweise 480 Millionen Euro einen neuen Höchststand erreichen.

Kein Wunder, denn die Hersteller von Nahrungsergänzungsmitteln nutzen die Sorgen der Menschen, um ihre Produkte zu vermarkten. Sie erwecken etwa den Eindruck, dass bestimmte Produkte durch die enthaltenen Nährstoffe dem Körper helfen können, gesünder und leistungsfähiger zu sein oder vermeintliche Defizite der Ernährung auszugleichen.

Deutschland ist kein Vitaminmangelland. Es ist ein Mythos, dass Obst und Gemüse heutzutage nährstoffärmer sind als früher. Die Nationale Verzehrsstudie und Lebensmittelanalysen geben keine Hinweise darauf.

Tatsache ist: Vitamine, Mineralstoffe und Spurenelemente sind unentbehrliche Nährstoffe. Der Körper kann fast alle diese Nährstoffe mit einer abwechslungsreichen Ernährung erhalten. Und als Teil herkömmlicher Lebensmittel gegessen, also im Zusammenspiel mit allen anderen Inhaltsstoffen, entfalten sie ihre Wirkungen am besten.

Hingegen können Nahrungsergänzungsmittel ungesunde Essgewohnheiten oder einen stressigen Lebensstil nicht ausgleichen. Nahrungsergänzungsmittel enthalten isolierte Nährstoffe, während eine abwechslungsreiche Lebensmittelauswahl Vitamine und Mineralstoffe – wie gesagt – in einem komplexen Zusammenspiel mit anderen Nährstoffen, Ballaststoffen und sekundären Pflanzenstoffen liefert. Dieses Zusammenspiel ist wichtig für die Aufnahme und Verwertung der Nährstoffe durch den Körper. Nicht umsonst ist auf Nahrungsergänzungsmitteln der Hinweis Pflicht, dass sie nicht als Ersatz für eine ausgewogene und abwechslungsreiche Ernährung verwendet werden sollten. Mit Nahrungsergänzungsmitteln lassen sich auch keine Krankheiten verhindern oder heilen. Lassen Sie sich durch die Werbung nicht verunsichern. Dass unzählige Produkte „für Männer", „für Mamas", „für sportlich Aktive" oder „für Schulkinder" im Angebot sind, heißt nicht, dass diese Produkte für die jeweilige Zielgruppe nützlich sind. Nahrungsergänzungsmittel sind für die meisten Menschen unnötig. Sie liefern einen oder mehrere hoch dosierte Nährstoffe in isolierter Form. Wenn es für eine Extradosis keinen Grund gibt, kann das gefährlich sein – eine Überversorgung kann Ihrem Körper und Ihrer Gesundheit schaden, wie Sie bei den Porträts der Nährstoffe sehen. Multivitamin- und Mineralstoffpräparate sind kein Ersatz für die Vielzahl der Lebensmittel und deren Inhaltsstoffe, die für eine gesunde Ernährung wichtig sind.

Kinder und Jugendliche sowie auch ambitionierte Freizeitsportler und -sportlerinnen brauchen im Allgemeinen keine Nahrungsergänzungsmittel, um sich ausreichend mit Mikronährstoffen versorgen zu können. Auch **eine bessere schulische oder sportliche Leistung** ist durch eine Extradosis **nicht zu erwarten.**

Nur in bestimmten Fällen ist die gezielte Ergänzung der Nahrung mit einzelnen Mikronährstoffen sinnvoll oder gar notwendig.

Für wen sind Nahrungsergänzungsmittel sinnvoll?

Wie Sie bei den Nährstoffporträts lesen, kann es bei einigen gesunden Menschen beziehungsweise unter bestimmten Umständen oder in Lebensphasen sinnvoll oder gar notwendig sein, ganz gezielt eine Extraportion Vitamine, Mineralstoffe oder Spurenelemente einzunehmen. Sollte einer der folgenden Aspekte auf Sie zutreffen, gehören Sie zu den sogenannten Risikogruppen für eine Unterversorgung. Sprechen Sie in jedem Fall mit einer Fachkraft wie einem qualifizierten Ernährungsberater oder einer Ärztin, bevor Sie mit einer Nahrungsergänzung beginnen.

Risikogruppen für schlechte Vitamin-D-Versorgung

Sie sind möglicherweise schlecht mit dem Sonnenvitamin versorgt, wenn Sie älter als 65 Jahre sind, denn mit dem Alter lässt die Eigenproduktion von Vitamin D nach (siehe Seite 64). Auch wenn Sie sich nie in der Sonne aufhalten oder nur mit bedeckter Haut oder Sonnenschutz in die Sonne gehen oder eine dunkle Hautfarbe haben, könnte Ihre Vitamin-D-Versorgung unzureichend sein.

Sofern einer dieser Aspekte auf Sie zutrifft, ist laut Deutscher Gesellschaft für Ernährung (DGE) die Einnahme eines Nahrungsergänzungsmittels mit bis 20 Mikrogramm beziehungsweise 800 Internationale Einheiten (IE) Vitamin D pro Tag sinnvoll, um eine angemessene Vitamin-D-Versorgung sicherzustellen. Bei Säuglingen sollten es 10 Mikrogramm (400 Internationale Einheiten) pro Tag sein.

Vegan lebende Menschen

Essen Sie gar keine tierischen Lebensmittel, fehlt Vitamin B_{12} auf Ihrem Speiseplan. Sie sollten dauerhaft ein Vitamin-B_{12}-Präparat einnehmen. Nähere Informationen dazu finden Sie beim Porträt zu Vitamin B_{12} (siehe Seite 44).

Andere Mikronährstoffe wie Vitamin B_2 sowie Calcium, Eisen, Jod, Zink, Selen können beim Verzicht auf Tierisches ebenfalls kritisch sein – hier ist auf eine ausreichende Zufuhr zu achten. Hierzu können Sie sich von einer qualifizierten Ernährungsfachkraft (siehe Seite 166) beraten lassen und Ihre Versorgung mit kritischen Nährstoffen ärztlich überprüfen lassen. Angereicherte Lebensmittel oder Nährstoffpräparate können sinnvoll sein.

Schwangere und Stillende

Schwangere brauchen von einigen Vitaminen und Mineralstoffen mehr als sonst. Dazu gehören als besonders kritische Mikronährstoffe Folsäure, Jod und Eisen. Auch Frauen, die schwanger werden wollen oder könnten, sollten bereits besonders auf eine ausreichende Nährstoffzufuhr achten, damit sich das Ungeborene von Anfang an optimal entwickeln kann. Das heißt, es ist bereits vor der Empfängnis wichtig, gut mit allen Nährstoffen versorgt zu sein. Welche Nährstoffe Sie in welcher Phase der Schwangerschaft und in der Stillzeit tatsächlich supplementieren sollten, zeigt die folgende Tabelle.

Vegan lebende Schwangere und Stillende benötigen zusätzlich unbedingt eine Nahrungsergänzung mit Vitamin B_{12}. Und der Vollständigkeit halber sei hier noch gesagt: Schwangere, die nicht regelmäßig fettreichen Meeresfisch essen, sollten die langkettige Fettsäure DHA (Docosahexaensäure) über angereicherte Pflan-

Nahrungsergänzung für Schwangere und Stillende

	FOLSÄURE	JOD	EISEN
Bei Kinderwunsch	400 µg pro Tag	–	nur bei nachgewiesenem Mangel
Schwangerschaft	400 µg pro Tag (bei ungeplanter Schwangerschaft während des ersten Drittels 800 µg pro Tag)	100–150 µg pro Tag (bei Schilddrüsenerkrankungen Rücksprache mit Arzt oder Ärztin)	nur bei nachgewiesenem Mangel
Stillzeit	–	100 µg pro Tag	nur bei nachgewiesenem Mangel

zenöle oder Nahrungsergänzungsmittel einnehmen. Denn das ungeborene Kind benötigt über die Plazenta der Mutter ausreichend DHA, damit sich etwa sein Gehirn und die Sehkraft beim Heranwachsen gut entwickeln können.

Ansonsten kann der Bedarf an einzelnen Vitaminen, Mineralstoffen und Spurenelementen in Schwangerschaft und Stillzeit über normale Lebensmittel gedeckt werden. Die meisten im Handel erhältlichen Nahrungsergänzungsmittel oder Spezial-Lebensmittel für Schwangere oder „für Mamas" enthalten über Folsäure und Jod hinaus noch weitere, teils unnötige oder zu hoch dosierte Nährstoffe. Insbesondere vor einer zu hohen Vitamin-A-Einnahme aus Präparaten sollten sie sich schützen, da sie zu Geburtsfehlern beim Kind führen kann.

Säuglinge und Kleinkinder

Jeder Säugling soll zusätzlich zur Muttermilch oder Säuglingsnahrung Vitamin K, Vitamin D und Fluorid erhalten. Die Extradosis Vitamin K (siehe Seite 77) ist für die Kleinsten besonders wichtig, da sie ohne nennenswerte Vitamin-K-Speicher zur Welt

Nahrungsergänzung für Säuglinge und Kleinkinder

	VITAMIN K	VITAMIN D	FLUORID
Säuglinge und Kleinkinder	3-mal 2 mg als Tropfen bei den Vorsorgeuntersuchungen U1, U2 und U3 (alternativ kann das Vitamin in besonderen Situationen einmalig durch eine Vitamin-K-Injektion ärztlich verabreicht werden)	10 µg (400 IE) pro Tag als Tablette oder Tropfen bis zum erlebten 2. Frühsommer, d. h., je nach Geburtszeitpunkt für etwa 12 bis 18 Monate	0,25 mg pro Tag zur Kariesprophylaxe (Dosisanpassung bei selten vorkommender erhöhter Fluoridkonzentration im Trinkwasser über 0,3 mg/l; keine Supplementierung bei mehr als 0,7 mg Fluorid/l), bis im Kleinkindalter fluoridhaltige Zahnpasta angewendet wird

kommen und besonders anfällig für einen Vitamin-K-Mangel sind, der bei Säuglingen zu lebensbedrohlichen Blutungen führen kann. Die Gabe von Vitamin D, dem für die gesunde Knochen wichtigen Sonnenvitamin (siehe Seite 60), ist notwendig, weil Säuglinge wegen ihrer empfindlichen Haut keiner direkten Sonneneinstrahlung ausgesetzt werden sollen und die Zufuhr über die Nahrung nicht gesichert ist. Das Vitamin D bekommt das Baby täglich, zusammen mit Fluorid (siehe Seite 132), das die Zähne widerstandsfähig macht.

Gestillte Säuglinge benötigen möglicherweise auch eine Vitamin-B_{12}-Ergänzung, wenn der stillende Elternteil einen niedrigen Vitamin-B_{12}-Spiegel hat oder sich vegan ernährt.

Ältere Menschen

Wenn Sie über 65 Jahre alt und gesund sind und abwechslungsreich essen, benötigen Sie in der Regel keine Nahrungsergänzung. Auch dann nicht, wenn die Werbung es anders darstellt, etwa eine bessere Gedächtnisleistung oder den Schutz vor Demenz verheißt. Für den Nutzen von Vitamin- oder Mineralstoffpräparaten bei älteren Menschen gibt es keine stichhaltigen Beweise – ganz im Gegensatz dazu, dass mit einer bunten Auswahl an Lebensmitteln wie vor allem Gemüse eine bessere Gesundheit von Herz und Hirn einhergeht.

Da Ihr Körper möglicherweise nicht genug von dem in der Nahrung natürlich vorkommenden Vitamin B_{12} aufnimmt und nicht mehr so gut Vitamin D produzieren kann, könnte Ihre Versorgung mit diesen beiden Vitaminen kritisch sein. Lassen Sie das gegebenenfalls ärztlich überprüfen. Laut Institut für Qualität und Wirtschaftlichkeit im Gesundheitswesen (IQWiG) gibt es aber, wie zuvor bereits erwähnt, keinen Grund für die regelmäßige Bestimmung des Vitamin-B_{12}- oder Vitamin-D-Spiegels bei symptomlosen Älteren. Ein gesundheitlicher Vorteil sei daraus nicht zu erwarten.

Nun ist die Gruppe der älteren Menschen im Alter ab 65 Jahren aber eine sehr heterogene Gruppe. Neben gesunden und rüstigen gibt es auch mehrfach erkrankte und gebrechliche ältere Menschen. Denn mit dem Alter kommt es zu starken körperlichen Veränderungen und Einschränkungen und auch häufiger zu Krankheiten. Die Körperreserven nehmen ab.

Oft müssen Medikamente eingenommen werden. Sowohl Krankheiten als auch verminderter Appetit, einseitiges Essen und Medikamente können Aufnahme, Stoffwechsel und Ausscheidung der Mikronährstoffe beeinträchtigen. Die Referenzwerte zur Nährstoffzufuhr für die Gesamtgruppe älterer Menschen treffen zunehmend weniger auf den Einzelfall zu.

So kann eine individuell abgestimmte, gezielte Nahrungsergänzung mit Vitaminen, Mineralstoffen und Spurenelementen notwendig werden. Insbesondere dann, wenn gleichzeitig Krankheiten wie Osteoporose oder Verdauungsstörungen vorliegen. Suchen Sie vor der Einnahme ärztlichen Rat, auch, um die Notwendigkeit der Einnahme und mögliche Wechselwirkungen mit Medikamenten abzuklären.

In Pflegeheimen lebende Menschen sollten laut BfR generell 20 Mikrogramm Vitamin D pro Tag einnehmen.

i Wenn Sie nicht zu den Risikogruppen gehören, aber unsicher sind, wie es um Ihre Versorgung mit Vitaminen und Co steht, **lassen Sie sich beraten.** In einem ersten Schritt kann eine Ernährungsberatung helfen herauszufinden, ob und welche Nährstoffe in Ihrer individuellen Situation kritisch sein könnten. Wenn Sie aufgrund von Symptomen einen Mangel vermuten, sprechen Sie mit Ihrem Arzt oder Ihrer Ärztin.

Nach der ärztlichen Diagnose eines Mangels wird der Arzt oder die Ärztin Sie darüber informieren, wie Sie Ihren Status am besten ins Lot bringen können. Es kann sein, dass Sie allein durch bewusste Ernährung den wünschenswerten Status wieder erreichen können. Oder dass Sie Ihre Speicher durch die Einnahme eines Nährstoffpräparats wieder auffüllen müssen. Es kann aber – wie im Fall eines Vitamin-B_{12}-Mangels – auch sein, dass der Mangel mit einer Injektion behandelt wird, sodass das Vitamin direkt in den Körper gelangt und nicht erst im Darm aufgenommen werden muss, wie es bei der oralen Einnahme der Fall ist.

Wenn, dann wohldosiert

Isolierte Nährstoffe aus Nahrungsergänzungsmitteln sind schnell überdosiert, weil sie wie beschrieben sehr hohe Mengen an Mikronährstoffen enthalten können. Deshalb hat das Bundesinstitut für Risikobewertung (BfR) auf Basis wissenschaftlicher Erkenntnisse und der Versorgungslage in Deutschland Höchstmengen für Vitamine und Mineralstoffe in Nahrungsergänzungsmitteln vorgeschlagen (siehe Tabelle ab Seite 194).

Diese Werte haben allerdings nur den Charakter von Empfehlungen, sie sind rechtlich nicht verbindlich. Das heißt, die Hersteller müssen sich nicht daran halten, aber Sie helfen Ihnen beim Einkauf: Produkte, die diese Empfehlungen einhalten und entsprechend den Herstelleranweisungen eingenommen werden, sind für Menschen im Alter ab 15 Jahren unbedenklich.

Wurde Ihnen aus medizinischen Gründen eine höhere Dosis verordnet, halten Sie sich natürlich an die ärztlichen Vorgaben. In diesem Fall sind allerdings Nahrungsergänzungsmittel nicht die beste Wahl. Wenn es um die Behandlung einer Krankheit oder eines Mangels geht, sind Arzneimittel oder eventuell Lebensmittel für besondere medizinische Zwecke besser geeignet, da sie genauer dosiert sind und ihre Wirkung nachgewiesen ist.

Mehrfachaufnahme vermeiden und Wechselwirkungen beachten

Um Überdosierungen zu vermeiden, sollten Sie die auf den Verpackungen angegebenen Einnahmeempfehlungen (Tagesdosis) keinesfalls überschreiten. Vermeiden Sie es auch, mehrere Nahrungsergänzungsmittel, angereicherte Lebensmittel wie etwa Säfte oder Arzneimittel gleichzeitig zu konsumieren.

Wechselwirkungen von Mikronährstoffpräparaten mit anderen Arzneimitteln sind möglich. Beispielsweise blockiert zusätzliches Eisen das gleichzeitig eingenommene Schilddrüsenhormon Thyroxin, zusätzliches Vitamin K hemmt den Blutverdünner Marcumar und die Einnahme von Folsäure kann den Spiegel von Medikamenten gegen Epilepsie senken.

Informieren Sie Ihren Arzt oder Ihre Ärztin sowie die Fachkräfte in der Apotheke oder andere Gesundheitsdienstleister über alle Nahrungsergänzungsmittel und rezeptpflichtigen oder rezeptfreien Medikamente, die Sie einnehmen. Die Fachkräfte

Mikronährstoff	Referenzwert für die Zufuhr mit der Ernährung pro Tag (männlich/weiblich)	Tolerierbare Höchstmenge aus allen Quellen pro Tag (Ernährung und Präparate)	Zufuhr über Nahrungsergänzungsmittel (NEM) (Empfehlungen des BfR, rechtlich nicht verbindlich für die Hersteller)
			maximale Tagesdosis
Vitamine			
Vitamin A / Beta-Carotin	850/700 µg-Retinol-Aktivitätsäquivalent	3000 µg (Vitamin A)/ keine ausreichenden Daten vorhanden (Beta-Carotin)	0 µg/3,5 mg
Vitamin B_1	1,2/1,0 mg	keine ausreichenden Daten vorhanden	Höchstmengen nicht erforderlich
Vitamin B_2	1,4/1,7 mg	keine ausreichenden Daten vorhanden	Höchstmengen nicht erforderlich
Vitamin B_6	1,6/1,4 mg	12 mg	3,5 mg
Vitamin B_{12}	4 µg	keine klar definierten unerwünschten Wirkungen	25 µg
Biotin	40 µg	keine ausreichenden Daten vorhanden	Höchstmengen nicht erforderlich
Vitamin C	110/95 mg	keine ausreichenden Daten vorhanden	250 mg
Vitamin D	20 µg bei fehlender Eigenproduktion	100 µg	20 µg

Hinweise
Vitamin A in der Schwangerschaft nur nach ärztlicher Rücksprache. NEM sollten am besten gar kein Vitamin A enthalten, auf keinen Fall mehr als 200 µg/Tag. Wenn überhaupt, dann besser Beta-Carotin (Provitamin A).
Wenn Sie sich einem Labortest unterziehen müssen, informieren Sie bitte das Laborpersonal über die (kürzliche) Verwendung von Biotin.

können Ihnen sagen, ob die Nahrungsergänzungsmittel mit Ihren Medikamenten wechselwirken oder ob die Medikamente den Stoffwechsel der Nährstoffe in Ihrem Körper beeinträchtigen können.

Denken Sie daran, dass einige der **industriell verarbeiteten Lebensmittel** mit zusätzlichen Vitaminen und Mineralstoffen **angereichert sind.** Infolgedessen nehmen Sie möglicherweise mehr von diesen Nährstoffen zu sich als Sie denken, und mehr ist nicht immer besser.

Das beste Timing

Die Tageszeit, zu der Sie Nahrungsergänzungsmittel einnehmen, spielt in der Regel keine Rolle – finden Sie eine Zeit, die für Sie passend ist.

Einige Nahrungsergänzungsmittel können die Aufnahme von Medikamenten beeinträchtigen. Ausgewählte Hinweise dazu finden Sie in den Porträts der einzelnen Mikronährstoffe. Wenn Sie Medikamente einnehmen, fragen Sie Ihren Arzt oder Ihre Ärztin, ob Sie Ihre Nahrungsergänzungsmittel und Medikamente zu unterschiedlichen Zeiten einnehmen sollten.

Mikronährstoff	**Referenzwert für die Zufuhr mit der Ernährung pro Tag** (männlich/weiblich)	**Tolerierbare Höchstmenge aus allen Quellen pro Tag** (Ernährung und Präparate)	**Zufuhr über Nahrungsergänzungsmittel (NEM)** (Empfehlungen des BfR, rechtlich nicht verbindlich für die Hersteller)
			maximale Tagesdosis
Vitamin E	14/12 mg Tocopherol-Äquivalent	300 mg	30 mg
Folsäure (synthetisch)	300 µg-Äquivalent	1 000 µg	200 µg
Vitamin K	70/60 µg	keine ausreichenden Daten vorhanden	80 µg (Vitamin K_1); 25 µg Vitamin K_2
Niacin	15/12 mg-Äquivalente	900 mg (Nicotinamid); (10 mg Nicotinsäure)	160 mg; Schwangere 16 mg
Pantothensäure	5 mg	keine ausreichenden Daten vorhanden	Höchstmengen nicht erforderlich
Mineralstoffe			
Calcium	1 000 mg	2 500 mg	500 mg
Kalium	4 000 mg	keine ausreichenden Daten vorhanden	500 mg
Magnesium	350/300 mg	250 mg*	250 mg
Natrium	1 500 mg	keine ausreichenden Daten vorhanden	0 mg

Hinweise
Bei Männern ab 55 Jahren kann eine unkontrollierte Supplementierung von Vitamin E das Risiko für Prostatakrebs erhöhen.
Nahrungsergänzungsmittel vor und während der Schwangerschaft 400 µg (ggf. 800 µg)
Bei Einnahme gerinnungshemmender Medikamente Verzehr nur nach Absprache mit dem Arzt.
Bei Verwendung von Nicotinsäure 4 mg, bei Verwendung von Inosithexanicotinat (Inositolniacinat) 4,4 mg.
Bei Nahrungsergänzungsmitteln mit mehr als 250 mg pro Tagesdosis sollte auf Einnahme weiterer calciumhaltiger Nahrungsergänzungsmittel verzichtet werden.
Einnahme der empfohlenen Tageshöchstmenge auf zwei oder mehr Portionen empfohlen

Viele Mikronährstoffe aus Nahrungsergänzungsmitteln, beispielsweise Vitamin D, werden besser mit einer Mahlzeit aufgenommen. Und in einigen Fällen können bestimmte Nährstoffe ihre Aufnahme gegenseitig beeinflussen. So kann beispielsweise die Einnahme eines Eisenpräparats zusammen mit einem Vitamin-C-haltigen Getränk wie Orangensaft die Eisenaufnahme erhöhen. Andererseits kann die gleichzeitige Einnahme von Eisen und Calcium die Eisenaufnahme behindern.

Einkaufen und lagern

Wenn Sie ein Nahrungsergänzungsmittel kaufen wollen, dann am besten in einem hier ansässigen Drogerie- oder Supermarkt oder in einer Apotheke. Dort können Sie vor Ort oder im Onlineshop beziehungsweise in einer zugelassenen Versandapotheke einkaufen. Ansonsten kann der Einkauf im Internet problematisch und unsicher sein, vor allem, wenn es sich etwa um eine Verkaufsplattform handelt, deren Betreiber nicht in der Europäischen Union sitzt und somit das hiesige Recht möglicherweise nicht anwendbar ist. Wie die Verbraucherzentrale informiert, fanden Behörden

Mikronährstoff	Referenzwert für die Zufuhr mit der Ernährung pro Tag (männlich/weiblich)	Tolerierbare Höchstmenge aus allen Quellen pro Tag (Ernährung und Präparate)	Zufuhr über Nahrungsergänzungsmittel (NEM) (Empfehlungen des BfR, rechtlich nicht verbindlich für die Hersteller)
			maximale Tagesdosis
Chlorid	2300 mg	keine ausreichenden Daten vorhanden	0 mg
Phosphor	500 mg	keine ausreichenden Daten vorhanden	0 mg
Spurenelemente			
Chrom	30–100 µg	keine ausreichenden Daten vorhanden	60 µg
Eisen	11 / 16 (postmenopausal: 14) mg	keine ausreichenden Daten vorhanden	6 mg
Fluorid	3,5 / 3,0 mg	7 mg	0 mg
Jod	200 / 150 µg	600 µg	100 µg
Kupfer	1,0–1,5 mg	5 mg	1 mg
Mangan	2,0–5,0 mg	keine ausreichenden Daten vorhanden	0,5 mg
Molybdän	50–100 µg	600 µg	80 µg
Selen	70 / 60 µg	255 µg	45 µg
Zink	11–16 / 7–10 mg	25 mg	6,5 mg

Angegeben sind die für Erwachsene (Männer/Frauen) gültigen Werte; Werte für andere Altersgruppen sowie für Schwangere und Stillende können abweichen. Die tolerierbare Höchstmenge bzw. maximale Tagesdosis gilt jeweils nicht für Menschen, die den entsprechenden Nährstoff aus medizinischen Gründen unter ärztlicher Aufsicht einnehmen.

bei Kontrollen im Internet viele Hundert nicht verkehrsfähige Nahrungsergänzungsmittel, Shops wiesen manipulative Techniken auf und Influencer kennzeichneten Werbung nicht. Problematische Überdosierungen wurden am ehesten bei Produkten aus den USA gefunden und vor allem bei Magnesium werden häufiger unzulässige Stoffverbindungen wie Magnesiumorotat oder Magnesiumaspartat beanstandet.

Schauen Sie nach dem Einkauf auf die Verpackung – manche Produkte müssen im Kühlschrank aufbewahrt werden. Wenn das nicht der Fall ist, lagern Sie das Nahrungsergänzungsmittel am besten in der Originalverpackung an einem dunklen, trockenen Ort bei Zimmertemperatur. Ein Küchenschrank, der nicht direkt den Dämpfen aus Backofen oder Spülmaschine ausgesetzt ist, bietet sich dafür an.

Hinweise
Frauen nach der Menopause, Schwangere und Männer nur nach Rücksprache mit dem Arzt.
Schwangere und Stillende 150 µg
für Kinder und Jugendliche nicht geeignet.
Bei Nahrungsergänzungsmitteln mit mehr als 3,5 mg pro Tagesdosis sollte auf Einnahme weiterer Zinkhaltiger NEM verzichtet werden.

* Gilt nur für leicht lösliche Magnesiumsalze (Magnesiumchlorid, -sulfat, -aspartat, -lactat) oder Substanzen wie Magnesiumoxid in Nahrungsergänzungsmitteln, Wasser oder angereicherten Lebensmitteln.

Zahlt die Krankenkasse Vitamine und Co?

Die gesetzlichen Krankenkassen in Deutschland übernehmen die Kosten für Vitamin- und Mineralstoffpräparate nur unter bestimmten Voraussetzungen. Beispielsweise erhält eine Seniorin mit Osteoporose nach einem Oberschenkelhalsbruch von ihrer Hausärztin ein Kassenrezept für ein Osteoporosemedikament und zusätzlich auch für Tabletten mit Vitamin D plus Calcium. Ein junger Mann hat interessehalber seinen Vitamin-D-Spiegel im Blut messen lassen. Obwohl die Werte nicht in dem Bereich sind, den er für optimal hält, stellt ihm die Hausärztin kein Kassenrezept aus. Warum übernimmt die Krankenkasse in dem einen Fall die Kosten für das Vitaminpräparat, in dem anderen aber nicht?

Es gibt grundsätzliche Regeln

Die Kosten für Vitamine und Mineralstoffe können nur bei bestimmten Erkrankungen oder als Begleittherapie bei Einnahme bestimmter Arzneimittel von den gesetzlichen Krankenkassen erstattet werden. Das ist der Fall, wenn

- es sich um ein zugelassenes apothekenpflichtiges Arzneimittel handelt. Vitamin- und Mineralstoffpräparate in Form von Nahrungsergänzungsmitteln sind grundsätzlich nicht erstattungsfähig.
- der Arzt oder die Ärztin das Arzneimittel auf einem Kassenrezept verordnet hat.
- die medizinische Notwendigkeit für die Verordnung belegt ist, zum Beispiel aufgrund von Laborwerten und Krankheitsdiagnosen.

Erstattungsfähig können sowohl verschreibungspflichtige Arzneimittel sein als auch ausnahmsweise solche, die man ohne Rezept in der Apotheke bekommt.

Frei verkäufliche Arzneimittel können Sie ohne ärztliches Rezept in der Apotheke kaufen. Man spricht dabei auch von den sogenannten OTC-Präparaten vom englischen „over the counter“ für „rezeptfrei“. Ärztinnen und Ärzte dürfen sie laut Sozialgesetzbuch V grundsätzlich nicht zulasten der gesetzlichen Krankenkassen verordnen. Deshalb schreiben sie sie auf ein grünes Rezept. Es gibt aber Ausnahmen, etwa wenn Arzneimittel mit Mikronährstoffen bei der Behandlung schwerer Erkrankungen als Therapiestandard gelten. Oder wenn deren Einnahme bei der Behandlung mit bestimmten Medikamenten erforderlich ist. So ist etwa festgelegt, dass die Krankenkasse Vitamin D bei einer Osteoporose nach einem Knochenbruch zahlt.

Verschreibungspflichtige Arzneimittel können Ärztinnen und Ärzte nur zur Behandlung von Erkrankungen, für die sie zugelassen sind, **auf Kassenrezept verordnen.** Dazu gehören beispielsweise hoch dosierte Vitamin-D-Präparate bei Knochenerweichung (Rachitis, Osteomalazie).

Erstattung bei Mangel selten

In bestimmten Fällen bezahlen die Krankenkassen ein Vitamin-D-Präparat einmalig zur Anfangsbehandlung bei behandlungsbedürftigem Vitamin-D-Mangel. Wenn sich ein Mangel allerdings genauso gut mit Änderungen des Lebensstils, Nahrungsergänzungsmitteln oder frei verkäuflichen Arzneimitteln behandeln lässt, sollen Ärztinnen und Ärzte den Betroffenen zunächst dazu raten. Die Kosten dafür müssen die Betroffenen dann aber selbst tragen. So ist es auch bei dem jungen Mann aus dem Beispiel: Die Hausärztin hält den Vitamin-D-Spiegel nicht für behandlungsbedürftig, deshalb stellt sie kein Kassenrezept aus. Die Ärztin empfiehlt stattdessen, dass der Mann sich öfter mal im Freien aufhalten soll. Wenn er will, kann er auf eigene Kosten ein niedrig dosiertes Vitamin-D-Präparat einnehmen.

Sinnvoll und selbst zu zahlen

Nicht alle Situationen, in denen die Einnahme bestimmter Nährstoffe medizinisch sinnvoll ist und von Fachgesellschaften empfohlen wird, sind als Ausnahmefälle, in denen die Krankenkasse die Kosten übernimmt, abgedeckt. So gehört etwa Vitamin B_{12} nicht dazu, obwohl vegan lebende Menschen es zusätzlich zur Ernährung einnehmen sollten, um einem Mangel vorzubeugen. Und obwohl Menschen nach Magenbypass oder Magenverkleinerung wegen verminderter Aufnahmefähigkeit oft lebenslang bestimmte Nährstoffe einnehmen müssen, müssen die Kassen diese Kosten nicht übernehmen.

Auch Folsäure für Schwangere zahlen die Kassen nicht als Regelleistung, obwohl das Vitamin nachweislich hilft, Neuralrohrdefekte – das sind Fehlbildungen des zentralen Nervensystems – beim Kind zu vermeiden. Manche Kassen erstatten jedoch im Rahmen von freiwilligen Leistungen für Schwangere apothekenpflichtige Arzneimittel mit Folsäure, Eisen, Magnesium und/oder Jod auch dann, wenn sie auf einem grünen Rezept verordnet werden. Schwangere sollten sich diesbezüglich bei ihrer Krankenkasse erkundigen. Auch alle anderen könnten im Zweifelsfall vorher nachfragen, ob die Krankenkasse die Kosten für verordnete frei verkäufliche Arzneimittel übernimmt.

Service

Register

F

G, H

I, J

K

L

M

N

O

P

Q, R

S

T

U, V

W, Z

Dr. Angela Bechthold ist Ernährungswissenschaftlerin und Fachjournalistin (FJS). Mit langjähriger Berufserfahrung als wissenschaftliche Mitarbeiterin der Deutschen Gesellschaft für Ernährung e. V. (DGE) hat sie umfassende Kenntnisse im evidenzbasierten Arbeiten an der Schnittstelle zwischen Forschung und Praxis. Seit 2020 ist sie hauptberuflich als freie Wissenschaftsjournalistin tätig.

Prof. Dr. Bernhard Watzl war Leiter des Instituts für Physiologie und Biochemie der Ernährung am Max-Rubner-Institut und hat dort den Arbeitsbereich „Ernährung und Immunsystem" aufgebaut. Er ist einer der führenden deutschen Experten für lebensmittelbezogene Ernährungsempfehlungen und wichtiger Vermittler von evidenzbasierten Erkenntnissen über gesunde Ernährung. Seit 2022 ist er Präsident des Deutsche Gesellschaft für Ernährung e. V. (DGE).

Stiftung Warentest
Lützowplatz 11–13
10785 Berlin
Telefon 0 30/26 31–0
Fax 0 30/26 31–25 25
www.test.de
email@stiftung-warentest.de

USt-IdNr.: DE136725570

Vorständin: Julia Bönisch
Weitere Mitglieder der Geschäftsleitung:
Dr. Holger Brackemann, Daniel Gläser und Dr. Birger Venn-Hein

Programmleitung: Niclas Dewitz

Autorin: Dr. Angela Bechthold
Projektleitung/Lektorat:
Veronika Schuster
Fachliche Durchsicht und Beratung:
Prof. Dr. Bernhard Watzl
Mitarbeit: Merit Niemeitz
Korrektorat: Nicole Woratz, Berlin
Titelentwurf: Christian Königsmann
Grafik, Satz: Anne-Katrin Körbi
Produktion: Anne-Katrin Körbi
Verlagsherstellung: Rita Brosius (Ltg.), Romy Alig, Susanne Beeh
Druck: Grafisches Centrum Cuno GmbH & Co. KG, Calbe

ISBN: 978-3-7471-0857-4

Wir haben für dieses Buch 100 % Recyclingpapier und mineralölfreie Druckfarben verwendet. Stiftung Warentest druckt ausschließlich in Deutschland, weil hier hohe Umweltstandards gelten und kurze Transportwege für geringe CO_2-Emissionen sorgen. Auch die Weiterverarbeitung erfolgt ausschließlich in Deutschland.